"하늘의 별이 되신 나의 사랑하는 아버지
고 박증광 님께 이 책을 바칩니다."

몸과 마음을 살려
부작용 없이
암을 고친다

몸과 마음을 살려 부작용 없이 암을 고친다
ⓒ박우희 2024

초판 1쇄 발행 : 2024년 8월 10일

지 은 이 : 박우희
펴 낸 이 : 유혜규

디 자 인 : 김연옥
교정·교열 : 박인숙

펴낸곳 : 지와수
주소 : 서울 서초구 잠원동 35-29 대광빌딩 302호
전화 : 02-584-8489 팩스 : 0505-115-8489
전자우편 : nasanaha@naver.com
출판등록 : 2002-383호
지와수 블로그 : http://jiandsoobook.co.kr

ISBN : 978-89-97947-43-0(13510)

* 책 값은 뒤표지에 있습니다.
* 잘못된 책은 바꿔드립니다.
* 이 책의 전부 또는 일부 내용을 재사용하려면 반드시 사전에
  저작권자와 지와수 양측의 서면 동의를 받아야 합니다.

천인지 암 치료법

몸과 마음을 살려 부작용 없이 암을 고친다

박우희 지음

프롤로그

암을 이기고 예방하는 원리
천인지 트리니티

 의학이 눈부시게 발전했는데도 불구하고 암은 여전히 힘든 병으로 남아있다. 아직도 암을 정복할 만큼 의료기술이 덜 발달해서 그런 것일까? 그보다는 암이 단순히 몸(육체)만의 문제가 아닌 눈에 보이지 않는 감정적, 정신적인 문제가 복합적으로 작용해 생기는 고차원적인 병이기 때문이다.
 필자는 오래전부터 천인지(天人地)를 연구하고 환자를 진료할 때도 천인지를 바탕으로 환자에게 맞는 최적의 치료를 하려고 노력해왔다. 천인지가 생소한 분들이 많겠지만 천인지는 우주 만물과 소우주인 사람을 구성하고 기능하는 원리이자 학문이다. 세상의 모든 것은 천인지로 구성되며, 천인지의 조화와 균형이 잘 맞을 때 가장 편안하다.
 예를 들어 우리가 사는 세상은 하늘과 땅, 사람으로 구성된다. 이때 하늘이 천(天), 땅이 지(地), 하늘과 땅 사이에 있는 사람이 인(人)에 속한다. 천은 하늘과 같이 무한하고 눈에 보이지 않는 근원이라 생각하면 된다. 지는 땅의 속성처럼 눈에 보이는 결실을 만들고 성장시키는 역할을 한다. 인은 위로는 천,

아래로는 지 사이에서 중심을 잡고 조율하는 역할을 한다. 그렇다 보니 인은 무한인 천과 유한인 지의 속성을 모두 갖고 있기도 하다.

사람도 천인지의 통합체이다. 사람을 천인지로 표현한 익숙한 말이 바로 '영혼육(靈魂肉)'이다. 눈에 보이는 육체인 육(肉, body)은 '지(地)'에 해당한다. 보이지 않지만 무한하고 영원한 생명의 존재인 영(靈, spirit)은 '천(天)'에 속한다. 또한 눈에 보이지는 않지만 확실히 느끼고 감각이 되며, 말이나 감정으로 잘 표현되고 육과 영의 중재자로 중심을 잡고 드러나는 자아인 혼(魂, soul)은 '인(人)'의 영역이라 할 수 있다.

사람을 구성하는 천인지 중 어느 하나라도 부족하면 건강과 행복을 잃기 쉽다. 그래도 지에만 혹은 인에만 문제가 생겼다면 상대적으로 치유가 쉬울 수도 있다. 예를 들어 발목을 삐었거나 근육이 긴장돼 통증이 생겼다면 이는 지의 병이다. 육체에만 문제가 생긴 병이니 다친 육체를 잘 치료하면 자연스럽게 건강이 회복된다.

인의 병인 마음(감정)의 병은 지의 병보다는 복잡하다. 마음을 힘들게 하는 감정이 쌓여 병이 되기까지는 꽤 오랜 시간이 걸리는 만큼 인의 병을 치유하려면 그 이상의 긴 시간이 걸릴 수도 있다. 또한 감정이라는 것이 없어졌다가도 언제든 다시 생기고 올라올 수 있는 것이어서 감정의 병은 꾸준히 관리해야 하는 경우가 많다.

생명의 근원에 닿아있는 천의 병은 훨씬 더 어렵다. 눈에 보이지도 않고, 스스로 인지하기도 어려워 천의 영역에서 병이 나면 치유하기가 쉽지 않다. 그렇다고 불가능하지는 않다. 어렵지만 꾸준히 근원을 돌아보고 이해하는 과정을 통해 좋아지는 경우가 있다.

이처럼 천, 인, 지 각각에 병이 생겨도 쉽지 않은데, 암은 천, 인, 지 모두에 경고등이 켜져 발생하는 고차원적인 병이다. 따라서 암을 이겨내고, 다시 재발하지 않도록 하기 위해서는 천인지 모두를 살피고, 어느 것 하나 아픈 곳이 없도록 관리해야 한다.

암을 치료하는 첫 단계는 몸인 지를 살피는 것부터 시작한다. 일반적으로 암 진단을 받으면 제일 먼저 수술로 암 덩어리를 제거하고, 방사선치료나 항암치료로 혹시라도 남아있는 암세포를 죽인다. 모두 병든 몸인 지를 회복시키기 위한 치료들이다.

많은 분들이 수술, 방사선, 항암치료를 가장 중요한 치료라고 생각하는데, 더 중요한 것은 몸 자체를 암이 살 수 없는 환경으로 만드는 것이다. 그러려면 면역력을 높여야 한다. 몸에 좋은 음식을 섭취하고, 정상세포를 손상시키고 암세포를 키울 수 있는 독소를 없애고, 필요하다면 적절한 약물 치료를 해야 한다. 이러한 지에 해당하는 치료들만 잘해도 암의 기세는 한풀 꺾인다.

하지만 암은 결코 만만한 병이 아니다. 몸인 지만 치료해서는 온전히 암을 치유하기도 어렵고, 당장은 암이 없어진 것처럼 보일 수는 있어도 언제든 암이 재발할 수 있는 가능성이 크다. 따라서 지의 치료에서 인과 천까지 치료의 범위를 확대해야 한다.

암을 위한 천의 치료는 생명의 뿌리를 돌아보고 사랑하는 과정이다. 생명의 뿌리는 나에게 생명을 준 존재, 즉 부모님 혹은 선대 조상들이라 이해하면 된다. 흔히 부모와 자식과의 관계를 천륜이라 하는 것도 생명의 근원이 천의 영역에 해당되기 때문이다.

천은 뿌리, 근원의 영역이어서 천의 영역이 병들면 건강만이 아니라 삶 자체가 위태로워진다. 안타깝게도 암 환자들 중에는 부모에 대한 원망이 깊은 분들이 많다. 부모를 존중하고 사랑하고 있다면 천의 영역이 건강한 것이니 따로 천의 영역을 살필 필요가 없다. 하지만 그렇지 않다면 부모에 대한 원망을 거두려고 노력해야 한다. 그래야 병들었던 천의 영역이 건강해지고, 암을 치유하고 재발을 막을 수 있다.

암을 발생시키는 중요한 원인 중 하나가 '스트레스'이다. 스트레스는 곧 부정적 감정이라 할 수 있다. 감정은 인의 영역에 해당한다. 강력한 부정적 감정이 쌓여 암을 만들기도 하지만 암에 걸리면 인의 영역이 건강했던 사람도 암에 대한 불안으로 인의 영역이 크게 흔들릴 수 있다. 따라서 몸인 지를 치료하는 것만큼이나 인의 영역인 감정을 치유하는 것이 매우 중요하다.

감정을 치유하는 인의 치료는 단순하지 않다. 감정을 치유하려면 감정을 잘 이해하고, 감정이 저절로 올라오는 것이 아니라 선택할 수 있는 것임을 알아야 한다. 어떻게 감정을 선택할 수 있는지 의아하겠지만 이미 효과가 입증된 수많은 방법들이 있다. 그 방법들을 숙지하고 따라해 보는 것만으로도 감정을 치유하는 데 도움이 많이 될 것이다.

감정 치유는 선택이 아닌 필수이다. 감정을 치유하지 않고는 온전히 암을 이기기 어렵다. 실제로 암의 진행정도가 비슷하고 똑같은 치료를 받았는데도 긍정적인 감정으로 충만했던 환자와 부정적인 감정이 많았던 환자의 예후가 크게 차이가 난 사례가 많다. 이미 많이 진행되었음에도 나을 수 있다는 믿음과 감사하는 마음으로 호전된 환자들도 있다.

이처럼 암은 천인지 모두를 살펴야 온전히 나을 수 있는 힘든 병이다. 그럼에도 대부분의 암 환자들은 눈에 보이는 가장 명확한 지의 영역만을 보고, 지를 치료하는 것만으로 최선을 다했다고 생각한다. 지에서 그치지 말고, 인과 천의 영역까지 관리해야 한다. 그렇게 천인지 모두를 살피고 관리할 때 암을 다스리고, 암과 공생하다가 온전한 치유와 완치의 길로 갈 수 있다.

어떻게 천인지 각각의 영역을 살피고 관리해야 하는지를 모르는 분들을 위해 이 책을 썼다. 오늘도 암과 싸우며 고군분투하는 분들에게 실질적인 도움이 될 수 있기를 기대한다. 또한 이 책은 암 환자를 위한 책이지만 꼭 암 환자가 아니더라도 더 건강하고 행복한 삶을 꿈꾸는 분들에게도 건강의 근본원리를 알려주는 책이기도 하다. 천인지의 건강원리를 통해 많은 분들이 조금이라도 더 건강하고 행복할 수 있다면 저자로서 이보다 더 큰 영광은 없을 것이다.

2024년 8월

박우희

추천사

암 치료법의
새로운 패러다임을 제안한 책

한의학에서 천인지(天人地)는 우주만물을 구성하는 중요 요소로서, 인체에서는 정신과 육체의 조화를 통해 각종 질환을 치료할 수 있다고 인식되고 있습니다. 암은 인류에게 오랜 시간 동안 커다란 고통과 도전을 안겨주었습니다. 닉슨 대통령이 1971년에 '암과의 전쟁'을 선포한 이후, 많은 진전이 이루어졌지만, 화학요법이나 방사선 요법의 부작용, 전이 등의 문제가 여전히 남아 있습니다. 현대의학적 치료법이 때로는 정상세포까지 손상시켜 생명을 단축시킨다는 지적도 있는 것이 사실입니다. 이런 현대의학의 한계를 보완하고자 최근에는 대체요법 및 병용치료 등 다양한 치료법이 개발되고 있습니다.

이러한 맥락에서 박우희 한의사가 쓴 <몸과 마음을 살려 부작용 없이 암을 고친다>는 암 치료에 대한 우리의 접근 방식을 근본적으로 재고하는 계기를 마련해주고 있습니다. 이 책은 암을 단순히 육체의 질병으로 보지 않고, 인간 내 천인지 측면 즉 신체적, 정서적, 그리고 영적 차원의 부조화로 인식

함으로써, 암을 더욱 효과적으로 극복할 수 있는 방안을 제시하고 있습니다. 특히, 육체적 건강뿐만 아니라 감정 및 정신의 건강을 동시에 고려하는 균형 잡힌 치료법을 제안하고 있습니다. 따라서 이 책은 단지 암 환자뿐만 아니라 암을 치료하는 의사와 자신의 건강을 더욱 효과적으로 관리하고자 하는 모든 이들에게도 유용한 지침서가 될 것입니다.

지금까지 암을 치료하는 데, 현대의학의 힘에만 의지했던 분들에게는 이 책이 다소 낯설게 느껴질 수도 있습니다. 하지만 몸과 마음은 연결되어 있어 자신의 감정을 돌보지 않고서는 온전한 치유가 어렵습니다. 또한 자신의 감정을 이해하고 인정해주려면 때로는 좀 더 근원적인 무의식의 세계까지 올라가 상처 입은 자신을 만나 인정하고 치유해줘야 합니다.

무엇보다 이 책은 저자의 다양한 임상경험을 바탕으로 귀납적으로 검증된 내용만을 소개한 책이어서 더욱 신뢰가 갑니다. 이 책의 내용 중 한두 가지만이라도 일상생활에 접목해 실천해본다면 암을 예방하고 건강한 삶을 사는 데 실질적인 도움이 될 것이라 생각합니다.

이렇게 좋은 내용을 담은 박우희 한의사의 책 출간을 맞이하여 추천사를 쓸 수 있게 되어 매우 기쁘게 생각합니다. 부디 이 책이 암 치료와 예방에 있어 중요한 지침서로 자리매김할 수 있기를 기대합니다.

김성훈 교수(경희대학교 한의과대학 (전)암예방소재개발연구센터장)

추천사

천인지의 조화로
건강과 행복을 찾는 여정에 동참하길······

현대의학이 끊임없이 발전해 암을 없애는 치료법은 날로 진화하고 있습니다. 그럼에도 불구하고 암은 여전히 치료가 쉽지 않은 난치병으로 남아 있습니다. 암세포를 완전히 없앤 것 같은데도 시간이 지나면 다른 부위로 전이하거나 재발하는 경우가 많습니다.

이 책에서는 암을 육체만이 아니라 마음과 정신의 문제가 복합적으로 어우러져 생기는 고차원적인 질병이라 정의하고 있습니다. 우리가 사는 세상이 천(天), 인(人), 지(地)의 조화로 흘러가듯이 암이라는 난치병도 종합적으로 보고 접근해야 온전한 치유가 가능하다고 말하고 있습니다. 이 책에서는 암을 육체적 질병으로만 바라보는 기존의 관점과는 다른 방식으로 접근하고 있습니다.

또한 천, 인, 지 각 영역별로 어떻게 해야 암을 극복하고 건강을 회복할 수 있는지 구체적인 실천법까지 제시한 것이 인상적입니다. 몸을 회복하기 위한 지(地) 치료법은 흔히 볼 수 있는 암 치료법이 아닌 저자의 경험을 바탕으로 안전하면서도 고통스럽지 않은 방법들을 소개했습니다. 체질별로 암을 예방하고 치유하는 데 도움이 되는 식사요법과 음식들을 추천해준 것도 암환자들에게 실질적인 도움이 될 것으로 보입니다.

감정의 영역인 인(人) 치료법은 감정을 치유하는 다양한 방법을 제시했습니다. 책을 읽다 보면 '토니 로빈스'라는 이름이 자주 나오는데, 저자뿐만 아니라 저 또한 이 분을 많이 좋아합니다. 저자는 상황이 아닌 자신의 선택으로 감정을 컨트롤 할 수 있다는 것을 토니 로빈스를 통해 체험하고, 암으로 우울해하거나 불안과 두려움 속에서 힘들어하는 환자들에게도 알려주고 싶다고 말하곤 했습니다. 그 마음이 감정을 치유하는 방법에 녹아든 것을 보니 저자의 진심이 느껴졌습니다.

이 책은 암 환자들에게 실질적인 도움을 줄 뿐만 아니라, 자신의 삶과 건강을 새로운 시각으로 바라볼 기회를 제공할 것입니다. 이 책에서 소개한 천인지 치유법을 일상 속에서 생활화하면 건강을 회복하는 것은 물론 삶의 질을 높이는 데 도움이 될 것입니다.

이 책을 통해 많은 분들이 천인지의 조화를 이루며 건강과 행복을 되찾는 여정에 동참하게 되길 바랍니다. 그리고 저자이신 박우희 원장님의 깊은 통찰과 지혜가 여러분의 삶에 긍정적인 변화를 가져다주기를 소망합니다.

유화승 교수(대한암한의학회 회장, (사)대한통합암학회 공동회장, 대전대학교 서울한방병원 초대병원장, 대전대학교 서울한방병원 동서암센터·통합면역센터 센터장)

차 례

프롤로그	암을 이기고 예방하는 원리, 천인지 트리니티	4
추천사 1	암 치료법의 새로운 패러다임을 제안한 책 _김성훈 경희대학교 한의과대학 교수님	9
추천사 2	천인지의 조화로 건강과 행복을 찾는 여정에 동참하길…… _유화승 대한암한의학회 회장님	11

Part 1 지(地) 치유법
암이 살 수 없는 몸의 비밀

01 암은 국부질환이 아니라 전신질환이다 ... 20
- 암세포는 누구에게나 존재한다 ... 21
- 악성종양 죽이기 vs 사람 살리기 ... 24
- 암과 자가면역질환은 동전의 양면이다 ... 26
- 암은 관해 후에도 꾸준히 관리해야 하는 고차원적인 병이다 ... 29
- 🔖 **천인지 노트** / 열감기가 암의 전조증상일 수 있다? ... 23

02 내 몸이 감당할 수 있어야 좋은 치료다 ... 31
- 항암치료가 무서웠던 환자의 선택 ... 32
- A에게 효과가 있다고 B에게도 효과가 있을까? ... 35
- 착한 암 vs 나쁜 암 ... 37
- 안전하게 항암치료를 받을 수 있는 조건 ... 43
- 🔖 **천인지 노트** / 착한 암과 나쁜 암을 구별하는 방법 ... 41

03 암을 이기고 건강을 지키는 식사원칙 ... 51
- 굶거나 소식은 절대 금물! ... 52
- 탄수화물은 줄이고, 건강한 지방은 늘린다 ... 53

내 체질에 맞는 단백질을 충분히 섭취한다	57
채소는 하루 5접시, 과일은 1~2회 적당량 섭취	58
가공식품과 유전자변형(GMO) 식품, 무조건 추방	61

04 체질에 맞는 음식만 잘 먹어도 병이 낫는다 ... 64

내 체질 알아보기	65
태음인, 육류 중심의 카니보어 식이요법	68
태양인, 채소 위주의 베지테리안 식이요법	70
소음인, 덜 엄격한 저탄고지 식이요법	73
소양인, 엄격한 저탄고지 식이요법	75

05 암세포가 생존할 수 없는 몸 환경 만들기 ... 77

체액과 혈액, 알칼리로 만들기	78
36.5도 정상체온 유지하기	80
중금속 해독으로 청정한 몸 만들기	82
틀어진 몸의 구조 교정하기	84
천인지 노트 / 골반 자가 교정법	88

Part 2 인(人) 치유법
암을 두렵지 않게 만들어주는 감정의 비밀

01 감정은 힘이 세다 ... 92

세 명의 난소암 환자, 결말은 다 달랐다	93
내가 처음 만난 암 환자의 기적	96
천인지 노트 / 우울하면 전이가 잘 된다	99

02 어떤 감정으로 살지 선택할 수 있다 ... 100

남들과의 비교로 불행했던 어린 시절	101
나는 행복하기로 결정했다	103

03 감정을 바꾸는 실전 연습 ... 106

	좋은 감정을 불러오는 나만의 앵커링 주문 만들기	107
	말을 바꾸면 감정도 바뀐다	110
	감정 에너지 레벨, 최소한 200 이상 끌어올리는 방법	116
04	**인정, 비우기, 채우기 3단계 감정치유법**	**121**
	1단계. 내 감정을 있는 그대로 인정하기	122
	2단계. 부정적인 감정 내보내기	129
	3단계. 긍정적인 감정으로 채우기	138
	🔵 천인지 체크포인트 / 현재의 내 감정 알아보고 인정하기	128
	🔵 천인지 체크포인트 / 나를 괴롭히는 부정적인 감정 알아보고 내보내기	137
	🔵 천인지 체크포인트 / 감사한 일과 나를 기쁘게 하는 일은 무엇인가?	150

Part 3 인(人)+지(地) 동시치유법
몸과 감정이 소통하는 상호작용의 비밀

01	**인과 지는 동전의 양면이다**	**154**
	몸이 아프면 감정도 당연히 아프다	155
	장기가 감정을 주관하는 뿌리이다	157
	천인지적 감정, 경락을 따라 흐른다	161
02	**암 종류별로 핵심 감정 코드가 다르다**	**164**
	간암, 풍요로움을 상실할 때 생긴다	165
	폐암과 대장암, 많이 참는 사람에게 잘 생긴다	166
	갑상선암, 선택과 중재의 무게를 못 이겨 생긴다	169
	유방암, 내 감정을 무시하면 찾아온다	170
	난소암, 내 뜻대로 안 돼 화가 날 때 잘 생긴다	172
	죽고 싶은 마음이 췌장암을 부른다	173
03	**우울할 때 몸을 움직여야 하는 이유**	**176**
	몸을 바꾸면 감정도 바뀐다(Emotions are from motions)	177
	신체활동과 감정의 연관성을 밝힌 연구결과들	180

04 내 몸과의 소통을 도와주는 바디스캔 ... 183
바디스캔에 정답은 없다 ... 184
바디스캔 따라하기 ... 185
알아차려주기만 해도 몸이 덜 아플 수 있다 ... 189
🔵 천인지 노트 / 바디스캔을 처음 시작할 때는 안내 명상이 도움 ... 191

05 몸을 움직이면서 감정까지 치유하는 움직임 명상 ... 192
공간의 에너지를 잡아당기는 움직임 명상 ... 193
운동과 명상을 함께 하는 일석이조 걷기 명상 ... 196

Part 4 천(天) 치유법
뿌리 깊은 근원을 회복하는 비밀

01 부모는 천을 치유하기 위한 첫 관문이다 ... 200
치유의 0법칙, 부모를 있는 그대로 인정하고 존중하고 사랑하라 ... 201
부모의 장점을 보면 관계를 푸는 실마리가 보인다 ... 205
부모에 대한 사랑이 과한 것도 병이다 ... 208

02 형제, 자매는 수평적으로 연결된 천이다 ... 210
또 다른 나인 형제자매를 대하는 올바른 자세 ... 211
생명의 뿌리를 공유한 영원한 경쟁자 ... 212

03 부부는 양날의 검이다 ... 215
약이 되는 부부 vs 독이 되는 부부 ... 216
용서가 가능하면 천은 회복한다 ... 218
용서할 수 없다면 거리를 두어야 한다 ... 219

04 가족 세우기, 천을 치유하는 종합 프로그램 ... 223
가족 트라우마도 되물림된다 ... 224
가족세우기를 하는 방법 ... 226
🔵 천인지 노트 / 가족세우기를 경험하고 싶을 때 도움을 받을 수 있는 곳 ... 229

Part 5 천인지 통합치유법
매일 할수록 건강해지는 통합 치유의 비밀

01 매일 감정 측정하고 천인지로 감정 끌어올리기   232
    무드미터를 이용해 나의 감정 측정하기   233
    감정을 바꾸는 천인지 솔루션   235

02 생각을 바꿔 감정을 치유하는 천인지 감정일지   238
    천인지의 균형이 감정과 생각을 바꾼다   239
    천인지 감정일지 쓰는 방법   242
    합리적 반응을 도출하기 위한 자아성찰법   244
    자동적 사고의 늪에서 빠져나오기 위한 질문   245

03 건강한 일상을 위한 천인지 루틴   249
    하루 24시간, 천인지에 맞게 쓰는 것이 기본이다   250
    햇빛을 보며 활동하고, 달빛과 함께 잠들어라   251
    내 몸에 좋았던 좋은 습관만 유지해도 병이 낫는다   256

04 건강한 천인지 루틴도 한걸음부터   259
    눈에 보이는 작은 목표가 만든 기적   260
    한계를 넘는 것도 한 걸음씩   261

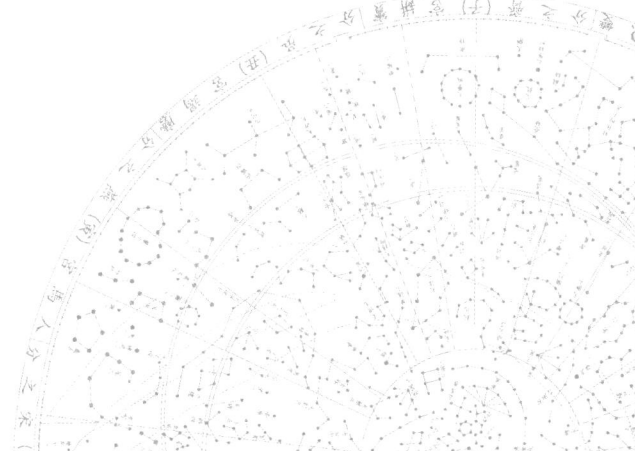

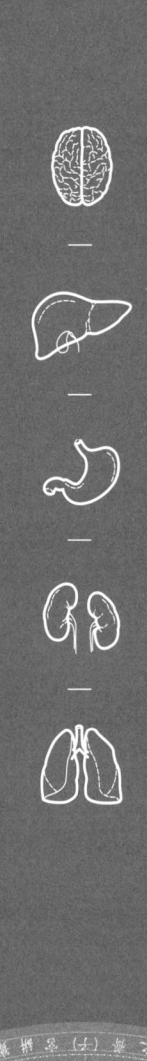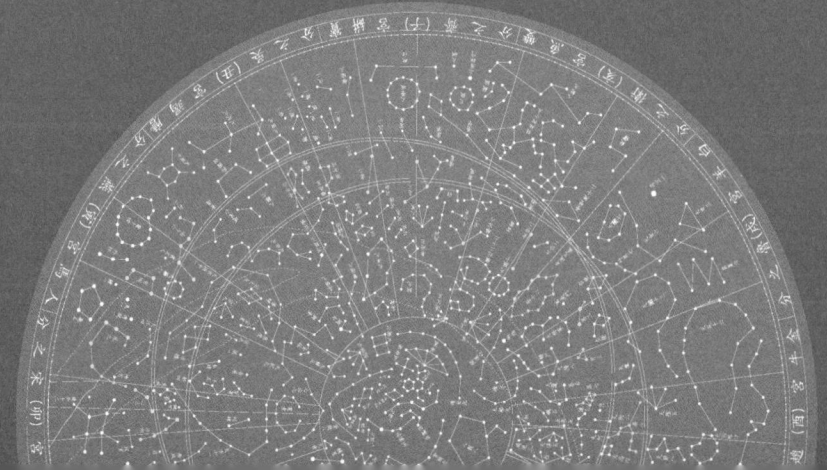

PART 01

지(地)
―――――
치 유 법

암이 살 수 없는 몸의 비밀

01

암은 국부질환이 아니라 전신질환이다

 암을 몸 어느 한 곳에 생기는 국부질환이라 생각하는 분들이 많다. 폐에 암이 생기면 폐암, 유방에 암이 생기면 유방암, 간에 암이 생기면 간암, 위에 암이 생기면 위암과 같이 암이 몸 어느 부위에 생겼는지를 기준으로 암을 구분하기 때문에 그런 것 같다.

 하지만 암은 처음 생긴 부위에만 머물지 않는다. 잘 치료하고 관리하지 않으면 몸 어느 부위든 옮겨갈 수 있고, 실제로 암이 다른 곳으로 퍼져 고생하는 환자들이 많다. 결국 암은 국부질환이 아닌 전신질환으로 보는 것이 맞다.

 암이 전신질환임을 이해하는 일은 매우 중요하다. 암이 생긴 몸 특정 부위만을 보고 국부치료에 집중하면 암을 없애는 데 한계가 있다. 암세포는 우리 몸 어디에도 갈 수 있기 때문이다. 암이 언제든 다른 곳으로 전이될 수 있는 전신질환임을 이해하고, 그에 맞는 치료를 해야 암을 몰아내고, 다시는 암이 살 수 없는 몸을 만들 수 있다.

암세포는 누구에게나 존재한다

암세포는 암 환자에게나 존재하는 것이라 생각하기 쉽지만 그렇지 않다. 암세포는 누구에게나 있다. 건강한 사람이라도 예외는 아니다.

우리 몸을 구성하는 가장 기본적인 단위는 세포이다. 이 세포가 피부, 뼈, 머리카락, 장기, 혈액 등 우리 몸에 필요한 요소들을 만든다. 그런데 세포의 생명은 영원하지 않다. 일정 시간 동안 제 기능을 다한 세포는 죽고 그 역할을 대신할 새로운 세포가 생긴다. 눈에 보이지 않을 뿐, 우리 몸속에서는 끊임없이 수많은 세포의 탄생과 죽음이 반복되면서 생명이 유지된다.

그런데 간혹 정상적이지 않은 세포가 탄생할 수 있다. 암세포도 그런 비정상적인 세포의 일종이다. 공장에서 물건을 만들 때 아무리 조심해서 정성껏 만들어도 불량품이 나오는 것처럼 매일 약 100억 개의 세포를 새로 만들면서 암세포처럼 비정상적인 세포가 발생하지 않는다는 것은 불가능한 일이다.

하루에 발생하는 암세포는 약 3천 개에서 5천 개 정도로 추정된다. 매일 이 정도의 암세포가 생기지만 건강한 면역체계를 가진 사람은 걱정하지 않아도 된다. 면역체계가 암세포를 죽이거나 암세포가 자살하도록 유도하기 때문이다.

하지만 면역체계가 제대로 작동하지 않으면 매일 만들어지는 암세포가 소멸되지 않아 숫자가 점점 늘어난다. 암세포는 10^3(10의 3승), 10^6(10의 6승), 10^9(10의 9승)과 같이 기하급수적으로 증가한다. 10^3(10의 3승), 즉 암세포가 몇 천 개 수준으로 존재한다면 문제가 없다. 건강한 사람에게도 이 정도의 암세포는 존재한다. 암세포 수가 점점 늘더라도 10^6(10의 6승, 약 백만 개 단위)이 되기 전까지는 술과 담배를 멀리 하고, 충분한 수면과 스트레스 해소 및 운동과 식이요법으로 면역력을 강화하면 암세포를 없앨 수 있다.

이 시기를 놓쳐 암세포가 10^6(10의 6승) 이상으로 늘어나면 위험하다. 암세포가 백만 개 이상으로 늘면 우리 몸의 면역체계가 감당할 수 있는 수준을 넘어선다. 사이즈는 깨알만한 정도이지만 CT나 MRI에서도 잘 보이지 않아 발견하기도 어렵다. 암세포가 더 늘어 10^9(10의 9승), 10억 단위가 되면 암 크기가 콩알만큼 커져 비로소 진단이 가능하다.

또한 암세포는 혈액을 타고 우리 몸 구석구석을 돌아다니다 암세포 개수가 10^6(10의 6승) 이상으로 늘면 편안하게 정착할 곳을 찾는다. 장기든 조직이든 마음에 드는 곳을 찾아 자리를 잡고 몸집을 키운다. 암세포가 유방에 자리를 잡으면 유방암, 대장에 자리를 잡으면 대장암, 간에 자리를 잡으면 간암으로 발현되는 것이다. 이렇게 암은 전신을 떠돌다 어느 특정 부위에 집을 짓고 살 때도 언제든 또 다른 부위에 집을 짓고 정착할 수 있는 전신질환임을 이해해야 치료의 방향을 제대로 잡을 수 있다.

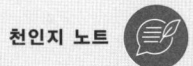 천인지 노트

열감기가 암의 전조증상일 수 있다?

아무런 전조증상 없이 어느 날 갑자기 암 진단을 받는 경우도 있지만 분명한 전조증상이 있는 경우도 있다. 예를 들어 췌장암은 살이 빠지고 당뇨가 생긴다. 췌장 기능이 떨어지고, 췌장암 세포로 인해 췌장의 베타세포에서 인슐린이 잘 분비되지 않기 때문에 인슐린의 포도당 대사와 지방 대사가 제대로 이루어지지 않아서 몸에 체지방이 붙어있지 못하게 만든다. 대장암인 경우는 설사와 변비가 반복되는 전조증상이 나타날 수 있고, 유방암은 가슴이 찌릿찌릿하거나 답답하고, 깊게 숨을 쉬기 어려울 수 있다.

그런데 암 종류와 상관없이 나타날 수 있는 전조증상이 있다. 암 환자들 중에는 암 진단을 받기 전 최소 한 달 이상 지속되는 잘 낫지 않는 열감기를 반복해서 앓았다는 분들이 적지 않다. 몸살감기처럼 열이 났다 약을 먹거나 쉬면 좋아졌다가 다시 열이 나기를 반복하는 것이다.

우리 몸에 나쁜 균이나 바이러스가 침범하면 면역세포가 이를 물리치기 위해 무장한다. 암세포도 면역세포에겐 물리쳐야 할 적이다. 면역세포가 활성화되려면 체온을 올려야 한다. 그래서 몸이 뜨거워지는 것이고 적을 물리치면 면역세포가 할 일이 없어지기 때문에 체온은 다시 내려간다. 암세포가 매일 끊임없이 생기는데도 암에 걸리지 않는 것은 다 면역세포가 열심히 암세포를 없애주기 때문이다.

그런데 면역력이 약해지면 암세포를 빨리 없애지 못하고, 암세포가 많아지면 많아질수록 면역세포가 싸워야 하는 기간도 길어지니 열감기 같은 증상이 반복되면서 오래 간다. 그러다 결국 암세포를 제때 빨리 없애지 못해 숫자가 너무 많아지면 암으로 진행하는 것이다.

열감기 증상이 나타났다는 것은 몸을 쉬게 해주어야 한다는 강력한 신호다. 이 신호가 나타났을 때 어떻게 하느냐에 따라 예후가 달라질 수 있다. 충분히 쉬어주고 면역력을 회복하면 매일 생기는 암세포와의 싸움에서 지지 않을 수 있으니 열감기 증상을 가볍게 보거나 무시하지 않기를 권한다.

악성종양 죽이기 vs 사람 살리기

똑같은 암이라도 양방과 한방은 치료하는 데 있어 접근방식이 다르다. 양방이 종양 자체를 타깃으로 종양을 없애는 걸 중요한 목표로 삼는다면 한방은 종양이 아닌 사람을 타깃으로 대사기능, 면역기능 등의 전반적인 생리기능을 강화시키는 것을 목표로 한다. 이는 암을 국부질환으로 보느냐 전신질환으로 보느냐에 따른 차이이기도 하다.

물론 양방도 암을 국부질환으로만 보는 것은 아니지만 그래도 치료 방법은 같다. 수술로 암을 없애고, 방사선치료나 항암치료로 몸 어딘가에 남아있는 암세포를 죽이는 것이 양방의 표준치료이다. 암이 너무 크면 항암치료나 방사선치료로 암 크기를 줄인 다음 수술하기도 하지만 수술, 항암치료, 방사선치료는 양방의 중요한 3대 표준치료임이 분명하다.

수술로 암을 잘라내는 것은 훌륭한 치료법이다. 수술할 때 남아 있는 암세포가 다른 곳으로 옮겨 갈 위험은 있지만 눈에 보일 정도로 커진 암은 면역력이 강해도 잘 없어지지 않기 때문에 수술로 제거하는 것이 효과적이다. 암이 전신질환이긴 해도 암세포가 국부에 만든 썩은 열매(암)를 잘라내는 것은 큰 도움이 된다. 다만 썩은 열매는 암세포가 만들어낸 증상이지, 근본적인 원인이 아니기 때문에 수술과는 별개로 암의 뿌리를 찾아 치료해야 한다.

한방에서 보는 암의 원인은 화(火), 울(鬱), 냉(冷), 독(毒)이다. 우리 몸에는 경락이라는 보이지 않는 기능적 시스템과 혈관이라는 눈에 보이는 구조적 시스템이 있다. 이 두 시스템은 기능과 구조의 부부 관계로 구성되어 있는데, 이는 둘이 합심해 온전한 하나가 될 때 제대로 기능한다는 말이다.

경락과 혈관은 모두 막힘없이 잘 뚫려 있어야 생명을 유지하는 데 필요한 에너지가 잘 순환돼 면역력도 좋아지고 건강하다. 그런데 극심한 스트레스(화)를 제대로 풀지 못하면 울체가 되어 뭉친다. 처음에는 눈에 보이지 않는 경락의 에너지가 뭉쳐 막히지만 방치하면 눈에 보이는 혈관이나 주변 조직까지 막히게 된다. 이 상태에서 공간이 냉(冷)하면 막힌 모든 조직들이 물이 얼음이 되는 것처럼 굳는다. 이것이 바로 종양이다. 여기서 독이 있으면 악성 종양(암)이 되고, 독이 없으면 양성 종양이 된다.

결국 화가 울체가 되어 경락이나 혈관과 같은 조직이 막히고 굳은 것이 암인데, 한방에서는 결과인 암보다는 암이 생긴 원인에 주목한다. 즉 암을 만들고 생산하는 근본 원인인 울체를 부른 스트레스를 풀고 막힌 조직을 뚫어주는 데 주력한다. 한마디로 인체의 정상적인 생리기능을 강화하고, 면역력을 강화해 사람을 살리는 데 집중하는 치료를 하는 것이다. 암뿐만 아니라 어떤 질병이든 한방이 질병을 바라보고 치료하는 방식은 동일하다.

이처럼 양방과 한방은 치료 접근 방식이 다르다. 두 치료법은 각각의 장단점이 분명하기 때문에 각각의 장점을 취해 치료 효과를 극대화하는 것이 현명하다. 예를 들면 커져버린 암 덩어리는 수술로 제거하고, 미처 제거하지 못했을 수도 있는 잔존암은 면역력을 강화하는 한방치료로 관리하는 식이다. 양방에서도 수술 후 항암치료나 방사선치료로 잔존암을 없애지만 각종 부작용으로 혹독한 대가를 치러야 하고, 몸에도 무리가 간다. 반면 한방은 몸을 혹사시키면서 암세포를 죽이기보다 몸을 살려 암세포를 무력하게 만든다. 어떤 치료를 선택할 것인지는 환자의 몫이지만 치료법의 장단점을 확실히 알면 가장 좋은 최선의 선택을 하는 데 도움이 될 것이다.

암과 자가면역질환은 동전의 양면이다

한방이 암을 치료하는 핵심은 면역력을 강화해 우리 몸이 스스로 암세포를 죽이거나 암세포가 자멸하도록 하는 것이다. 면역력을 강화하는 것은 어떤 공격에도 뚫리지 않는 튼튼한 갑옷을 입고, 효과가 뛰어난 무기를 손에 넣는 것을 의미한다. 면역력이 좋으면 암세포뿐만 아니라 어떤 적군을 만나도 무서울 것이 없다.

모든 질병이 면역력과 관련이 있지만 면역력이 특히 중요한 질병은 암 이외에도 또 있다. 바로 '자가면역질환'이다. 자가면역질환은 나의 면역세포가 정상적인 내 세포를 공격해 발생하는 병이다. 암과 자가면역질환 모두 정상적인 면역 시스템이 깨져 생기는 병이지만 발현과정이 조금 다르다. 면역 시스템이 무너질 때, 만약 면역세포가 적으면 암으로 발현되고, 면역세포가 많으면 자가면역질환으로 발현한다고 볼 수 있다.

암과 자가면역질환이 원인도, 치료하는 방법도 비슷한 동전의 양면 같은 질병이라는 것을 알게 된 것은 '운모'라는 약 덕분이다. 운모는 이산화규소를 비롯한 각종 미네랄이 풍부한 한약재인데, 암과 자가면역질환 모두에 효과가 있다. 암은 면역세포를 늘려 면역력을 강화해야 하고, 자가면역질환은 면역세포가 너무 많아 생기는 병이니 면역세포를 줄여줘야 한다. 그런데 어떻게 운모가 면역세포를 늘리기도 하고 줄이기도 하는 것일까?

고민에 대한 답은 자가면역 환자를 치료하면서 찾을 수 있었다. 답은 실은 간단하다. 암과 자가면역질환은 모두 면역 시스템에 큰 문제가 생겨 제 기능을 하지 못해 생기는 병이다. 다만 면역세포인 백혈구가 적으면 암으로 진행되고, 백혈구가 많으면 자가면역질환으로 진행되는 것이 다를 뿐, 본질은 같은 병인 셈이다.

나의 아버지는 약 15년 전, 자가면역질환인 뇌염이 발병해 고생하셨다. 당시 아버지의 연세가 60대 중후반이었는데, 그때만 해도 뇌염의 근본 원인이 뭔지 몰라 한약으로만 치료했었다. 다행히도 아버지는 증상이 호전되었고, 1년이 넘도록 건강을 유지해 다 나은 줄 알았다.

그러다 아버지가 뇌염이 재발해 고생한 다음에야 뇌염이 발생하는 근본 뿌리가 무엇인지 고민하고 관찰하다가 드디어 깨달았다. 뇌염의 뿌리는 '화병'이었다. 아버지는 40대 초반에 화병을 얻었고, 40대 중반에 천식을 앓았다. 천식이 발병했을 때만 해도 화병이 원인이었다는 것을 몰랐다. 그래서 한약으로 천식치료만 했고, 화병 치료를 해드리지 못했다. 천식치료만으로도 증상은 다 잡아 화병을 치료해야 할 필요성을 절실하게 느끼지 못한 것도 있다. 그 결과 20여 년쯤 지난 60대 중후반에 뇌염이 발생하고, 이후 네 번이나 재발해 고생을 많이 하셨다.

처음 뇌염이 발병했을 때 대형병원에서 특진 예약을 하고 진료를 받기까지 두 달 가까이 걸렸다. 진료를 기다리는 동안 명의 강주봉 선생님께 처방받은 한약을 드시고 증상은 다 회복된 상태로 특진 진료를 받았고, 비로소 '자가면역뇌염'이라는 진단을 받을 수 있었다.

그때만 해도 한약 효과가 너무 좋았기에 아버지의 뇌염이 한약으로 치료가 다 되는 줄 알았다. 그런데 약 1년 만에 뇌염이 다른 증상으로 재발해서 놀랐고, 세 번째 발병에서는 실어증까지 나타나 당혹스러웠다. 그제야 뇌염이 한약으로만 치료되는 것이 아니라, 병의 근본 원인인 화병을 치료해야 한다는 것을 깨달았다. 이후 화를 풀어주는 침 치료를 적극적으로 해드렸고, 아주 오랫동안 뇌염이 재발하지 않았다.

그러다가 2022년 말에 또 재발했다. 이때는 기존 뇌염 증상에 더해 뇌경색이 진행돼 아버지의 상태가 매우 심각했다. 의식이 없고, 눈도 뜨지 못하고, 호흡도 불안하고, 왼쪽 팔다리를 전혀 움직이지 못해 정말 돌아가시는 줄 알았다. 하지만 천운모산과 천운모 약침 치료와 침 치료를 병행하면서 아버지는 6주 만에 자리를 털고 일어나셨다. 단기기억력이 조금 저하되긴 했지만 마비되었던 왼쪽 팔다리도 회복돼 일상생활을 할 수 있을 정도의 건강을 회복하셨다. 그러다 2024년 3월 말에 반대쪽 뇌에 뇌경색이 재발하면서 더 이상 회생하지 못하고 돌아가셨다.

뇌염과 같은 자가면역질환뿐만 아니라 암의 뿌리가 되는 질병도 화병이다. 그 화병을 근본적으로 치료하지 않고 방치하면 10~20년이나 지나 암이나 자가면역질환으로 진행된다. 다만 면역세포가 많으면 자가면역질환으로 진행하고, 면역세포가 적으면 암으로 진행될 가능성이 크다. 아버지의 경우 평소 식사를 잘하시고 면역세포가 많아 자가면역 뇌염, 자가면역 건선 환자가 되었지만 만약 면역력이 약했다면 폐암이나 뇌전이가 왔을 수도 있었다.

이처럼 암과 자가면역질환은 동전의 양면과도 같은 질병이다. 두 질병 모두 면역시스템을 정상화시키는 것이 치료의 핵심이다. 3세대 항암제인 면역항암제는 면역관문억제 항암제가 정식 명칭이다. 면역의 원리를 이용해서 암세포를 타켓팅해서 죽이는 항암제인데, 대표적인 부작용 중의 하나가 종양과다반응(Hyperprogression)이다. 암세포를 죽여야 할 항암제가 자가면역질환처럼 정상적인 자기 세포를 공격하고, 오히려 종양은 활성화시키기 때문에 일어나는 현상이다. 물론 모든 환자가 이런 부작용을 겪는 것은 아니지만 자가면역질환을 가진 암환자에게 면역항암제를 사용할 때 'Hyperprogression'이라고 하는 종양이 과다증식하고 전이되는 치명적인 부작용이 나타날 수 있다.

암은 관해 후에도 꾸준히 관리해야 하는 고차원적인 병이다

"암이 완전 관해되었습니다."

아마도 암 환자들이 가장 좋아하는 말일 것이다. '완전관해(Complete Remission, CR)'는 암이 있다는 증거를 찾지 못한 상태를 말한다. 임상적으로 평가가능한 병변이 모두 사라지고, 새로운 암이 발생하지 않는 상태가 4주 이상 지속되면서 이러한 상태가 5년간 지속되면 완전관해로 판단한다. 사실상 '완치'라 생각하기 쉽지만 '완전관해'가 '완치'는 아니다. 5년이 지난 후 6년차, 7년차, 10년차에 재발하는 경우도 종종 있다. 그럼에도 완전관해 판정을 받은 후 완치된 것으로 오해해 관리를 소홀히 하는 분들이 종종 있다.

한의원을 찾은 암 환자는 대부분 면역력이 바닥이다. 이런 분들은 면역력을 회복하는 데 시간이 꽤 걸린다. 건강상태가 나쁘지 않으면 3~4개월 만에 회복되기도 하는데, 몸이 허약하고, 먹는 양이 적은 분들은 1년 이상 꾸준히 치료해야 회복된다. 몸(지)뿐만 아니라 마음(인)과 생각(천)까지 잘 관리하면 좀더 빨리 회복할 수 있지만 통상적으로 암 환자들이 전신건강을 회복하는 데 1년 2개월에서 1년 4개월 정도 걸렸다.

이처럼 한 번 망가진 면역시스템을 정상 복구하는 데는 꽤 많은 시간과 노력이 필요하다. 또한 면역시스템은 영원하지 않다. 애써 정상으로 복구했어도 암을 불러온 나쁜 생활습관과 식습관을 바로잡지 못하고, 스트레스를 많이 받는다면 언제든 다시 망가질 수 있다.

완전관해 후에도 꾸준히 관리한 환자와 그렇지 않은 환자의 예후는 확연히 다르다. 꾸준히 관리한 환자는 여전히 건강을 유지하는데 반해, 관해 후 마음을 놓고 관리하지 않은 환자들 중에는 몇 년 사이에 유명을 달리하신 분들이 있다.

암은 단순하지 않은 고차원적인 병이다. 그만큼 예후를 장담할 수 없다. 그러니 5년 완전관해 판정을 받은 후에도 방심하지 말고, 꾸준히 관리할 것을 권한다.

02

내 몸이 감당할 수 있어야 좋은 치료다

암은 몸과 마음, 영혼까지 연결된 고차원적인 병이지만 암을 치료하기 위해서는 천인지(天人地) 치료 중 지(地)에 해당하는 몸부터 치료하는 것이 순서이다. 몸(지)을 위한 치료는 다양하다. 수술, 항암치료, 방사선치료와 같은 대표적인 양방 3대 표준치료도 있고, 면역력을 강화해주는 다양한 양·한방 치료가 있다.

보통 많은 암 환자들이 받는 치료가 안전하고 효과가 좋다고 생각하지만 똑같은 치료라도 내 몸의 상태에 따라 혹은 암의 종류와 병기에 따라 효과가 다르다. 그러니 자기 몸 상태를 잘 파악하고 자기에게 맞는 치료를 선택하는 것이 중요하다.

항암치료가 무서웠던 환자의 선택

몸(지, 地)을 살리기 위해 암 환자들이 많이 받는 치료는 수술, 방사선, 항암치료이다. 수술은 당장 눈에 보이는 크고 작은 암 덩어리를 없앨 수 있다는 점에서 매력적인 치료법이다. 하지만 수술만으로는 아주 작은 미세한 암세포까지 제거할 수는 없으므로 방사선과 항암치료를 병행하는 경우가 많다.

그런데 수술도 힘들지만 방사선과 항암치료, 특히 항암치료는 수술과는 비교할 수도 없을 만큼 힘들다. 표적치료제나 면역항암제는 1세대인 세포독성 항암제보다는 부작용이 많이 줄었다고는 하지만 여전히 항암치료는 암 환자들이 두려워하는 치료법이다.

그럼에도 그렇게 무서운 항암치료를 죽기 살기로 받는 이유는 그래야 살 수 있다고 생각하기 때문이다. 그래서 항암제 내성이 생겨 더 이상 항암치료를 받는 게 의미가 없다든가 혹은 몸이 너무 약해져 독한 항암치료를 받을 수 없는 지경에 이르면 환자들은 마치 사형선고라도 받은 것처럼 절망한다.

하지만 몸(지, 地)을 위한 치료는 다양하다. 수술, 방사선치료, 항암치료가 전부가 아니고, 꼭 이런 치료를 해야만 살 수 있는 것도 아니다. 그러니 항암치료를 받기 어렵다 해도 실망하지 말고 자기에게 맞는 치료법을 찾아야 한다.

육종암과 싸우고 있는 50대 중반의 여자 환자 이야기다. 처음 내원했을 때 환자는 혈색이 좋지 않고 얼굴은 근심 걱정으로 가득하고, 피부색은 세포독성 항암제로 인해 누렇게 변해 있는 모습이었다. 게다가 몸이 상해 마른 몸이 그대로 드러나 있는 상태였다.

그녀가 육종암 진단을 받은 것은 약 2년 전의 일이다. 대부분이 그렇듯이 그녀 역시 수술로 암을 제거하고 항암치료 6번, 방사선치료 34회를 받았다. 항암치료로 인한 부작용으로 잘 먹지도 못하고 체력이 바닥까지 떨어져 회사는 그만둘 수밖에 없었다. 그럼에도 항암치료를 받아야 살 수 있다는 생각에 이를 악물고 견뎠는데, 항암치료를 끝낸 지 얼마 안 돼 병원에서 암이 폐에 전이되었다는 이야기를 들었다.

수술과 항암치료를 받으면서 워낙 말랐던 몸은 더 피폐해진 상태였지만 선택의 여지가 없었다. 어쩔 수 없이 폐에 전이된 암을 없애기 위해 수술을 받았고, 또 다시 항암치료를 권유받았다. 하지만 항암치료를 받을 생각만 해도 몸이 바들바들 떨릴 정도로 무서웠다. 암도 무섭지만 항암치료를 받는 것이 더 무서워 결국 항암치료를 포기했다. 항암치료를 받을 수도 없고, 안 받으면 이대로 죽는 게 아닌가 싶어 불안과 공포는 극에 달했다.

수술 후유증도 환자를 괴롭혔다. 암을 도려내는 과정에서 다리로 지나가는 신경을 절제하게 되어 예전처럼 정상보행을 할 수 없게 된 것이다. 멀쩡히 잘 걷던 분이 다리를 절게 되자 상심이 이만저만한 것이 아니었다. 암이 발생하기 전에 워낙 빠릿빠릿하게 움직이던 분이라 예전처럼 걸을 수 없다는 데 깊은 슬픔을 느꼈다.

아무리 마음을 다잡아도 항암치료를 또 받을 엄두가 나지 않았다. 그 힘든 항암치료를 받았는데도 전이가 되자 항암치료에 대한 신뢰가 많이 떨어진 상태라 더더욱 마음이 내키지 않았다. 그래서 항암치료를 받지 않고도 살 수 있는 치료를 찾았고, 그렇게 환자와의 인연이 시작되었다.

한방치료는 암을 직접적으로 공격해 궤멸시키는 양방치료와는 달리 침, 약침, 한약치료로 우리 몸의 면역력을 높여 스스로 암과 싸울 수 있게 만들어주는 치료이다. 쑥뜸과 같은 온열요법도 기혈순환을 도와 면역력을 높이는 좋은 치료법이다.

양방치료와 한방치료는 서로 배타적인 것이 아니다. 아무리 면역력을 높여도 이미 많이 자란 암을 없애는 데는 한계가 있다. 따라서 큰 암덩어리는 수술로 제거하는 것이 좋지만 눈에 보이지 않은 잔존 암은 방사선이나 항암치료 대신 한방면역치료만 해도 충분히 해결 가능하다.

항암치료가 너무 무서워 내원했던 환자는 처음에는 어찌나 말랐는지 기본적인 침 치료조차 쉽지 않았다. 막혔던 기를 터주기 위해 흉골 위 흉부 임맥 혈에 침을 놓아야 하는데 침이 잘 들어가지 않을 정도였다. 면역력을 높여주는 약물을 침으로 주입하는 약침을 놓기도 힘들었다.

다행히 환자는 침과 약침, 먹는 약 치료를 받으면서 조금씩 호전되었다. 사막처럼 말라있던 몸에 살이 오르고, 혈색도 좋아졌다. 컨디션도 많이 좋아져 소중한 일상도 되찾을 수 있었다.

사실 환자는 병원에서 권한 항암치료를 받지 못하는 것에 대한 불안감이 컸다. 과연 한방치료로 암을 관리할 수 있을지 확신하지 못한 것도 사실이다. 하지만 지금은 더 이상 불안해하거나 두려워하지 않는다. 한방치료만으로도 더 이상 암세포가 자라지 않고, 바닥까지 떨어졌던 몸(지)이 회복될 수 있다는 것을 경험하고 확인했기 때문이다.

어쩌면 환자는 항암치료를 받을 수 없어 차선책으로 한방치료를 택했을 수도 있다. 하지만 결과적으로 환자가 선택한 한방치료는 적어도 그 환자에게만큼은 최선의 치료법이 된 셈이다. 그러니 하나의 선택지가 없어졌다고 실망할 필요가 없다. 지를 회복시키는 치료법은 아주 다양하니까 말이다.

A에게 효과가 있다고 B에게도 효과가 있을까?

암 환자들에게서 나타나는 공통점 중 하나가 '~카더라' 통신에 쉽게 현혹된다는 것이다. 누가 어디서 무슨 약이나 식품을 먹고 암이 나았다고 하면 어떻게든 그 약이나 식품을 찾아 복용하고, 어디 용한 의사가 있다고 하면 천리 길을 마다 않고 달려간다. 자신과 비슷한 암 환자가 어떤 최신 치료법을 받고 나았다고 하면 의사에게 자신도 그 치료를 받고 싶다고 말하기도 한다.

40대 중반의 젊은 나이에 암 진단을 받은 환자가 있었다. 워낙 능력이 출중하고, 성격도 긍정적이어서 하는 일마다 성공을 거두었다. 재테크도 열심히 해 이미 비슷한 또래의 사람들과는 비교도 할 수 없을 만큼 돈도 많이 벌었다. 물론 그렇게 되기까지 밤낮으로 열심히 일했다. 고된 일과를 끝내면 늦은 밤, 술과 고기로 스트레스를 달랬다.

그렇게 자신을 돌보지 않았기 때문일까? 사업도 잘 되고, 돈도 많이 번 딱 그 시점에 암 진단을 받았다. 이제 행복을 누리기만 하면 되는데 암이라니, 뒤통수를 맞은 것 같은 느낌이었다. 하지만 곧 마음을 추스르고 수술로 암을 제거하고, 항암치료도 몇 차례 받았다. 사랑하는 아내와 토끼 같은 자식 때문이라도 꼭 살아야 하는 이유는 충분했다. 다행히 결과가 좋아 병원에서 더 이상 암세포가 보이지 않는다는 소견을 들을 수 있었다.

이후 그 환자는 좋다는 면역치료는 다 받았다. 다시는 애써 이룬 소중한 삶을 송두리째 앗아갈 수도 있는 암을 만나고 싶지 않아서이다. 그렇게 열심히 노력했는데도 약 8개월 만에 암이 재발했다. 어디에 암세포가 남아 있었던 것인지, 폐에서 암세포가 발견되었다. 재발과 함께 암이 폐까지 전이가 된 것이다.

환자는 엄청난 충격에 휩싸였다. 노력해도 안 되는 것이라면 이제 죽는 일 밖에 남지 않았다는 생각에 완전히 무너졌다. 죽음의 공포에 시달리다 가까스로 정신을 차리고, 사방에 수소문을 해 우리 한의원을 찾았다. 벼랑 끝에서 나에게 왔지만 워낙 성격이 똑 부러지고, 확실하지 않으면 믿지 않는 성격이라 처음에는 반신반의 했다. 그러다 치료를 받고, 암세포를 죽이는 NK 세포 활성도가 좋아지고, 면역계를 구성하는 중심세포인 림프구 수치가 좋아지면서 조금씩 마음을 열고 믿기 시작했다.

환자 스스로 느끼는 컨디션도 좋아졌다. 주변 사람들로부터 '혈색 좋아 보인다', '건강해 보인다' 는 소리도 많이 들었다. 하지만 여전히 불안하고 두려웠다. 좋아지고 있지만 더 빨리, 확실하게 좋아질 수 있는 치료법을 찾았다.

불안과 공포는 평정심을 잃게 하고, 조급함에 객관적인 판단을 못하거나 효과를 제대로 검증하기도 전에 다른 치료법을 선택하기도 한다. 환자가 스스로 효과가 좋다는 치료법을 알아보고 공부하는 것은 좋은 일이다. 하지만 아무리 좋은 치료도 너무 과하면 독이 될 수 있는데, 40대 환자는 스스로 좋다고 판단한 치료에 과하게 매달렸다.

비타민C 수액주사가 그 중 하나였다. 고농도의 비타민C 수액요법은 항암 효과를 가질 수 있으며, 특정 암 치료의 효능을 향상시킬 수 있다는 내용의 연구자료가 나와 있고 많은 사람들이 면역치료에 사용하고 있는 방법 중의 하나이다. 그래서인지 환자는 지나치게 비타민C 주사에 꽂혀 수시로 맞았다.

당시 나는 비타민C 수액 주사를 반대했다. 환자는 뚱뚱하고 복부에 체지방이 많았다. 한마디로 습(濕)이 많은 것이 문제인데, 습의 일종인 수액을 과다하게 투여하면 몸의 밸런스가 더 안 좋아진다고 생각했기 때문이다. 또한 비타민C 수액 주사가 누구에게나 효과가 있는 것은 아니라는 연구결과도 있어 권하지 않았다. 그럼에도 환자는 비타민C 주사에 집착했다. 결국 비타민C 주사가 별 효과가 없음을 확인하고, 수액 과다 투여로 부종이 심해진 이후에야 중단했다.

근거도 없는 카더라 통신은 당연히 말할 것도 없고, 비타민C 수액주사처럼 효과가 입증된 치료법도 누구에게나 100% 효과를 보장할 수 있는 것은 아니다. 똑같은 항암제도 사람에 따라 반응률이 제각각 다르다. 물론 객관적인 연구결과나 임상결과를 참조할 필요는 있지만 절대적으로 맹신해서는 안 된다.

몸(지)을 위한 치유법은 공식이 아니다. 정해진 답이 있는 것도 아니다. 몸이 병든 원인도 다르고, 진행 정도도 다 다르기 때문에 당연히 치유법도 내 몸 상태에 맞게 달라져야 한다. 이것 아니면 저것이라는 흑백논리도 위험하다. 지를 위한 다양한 치료법은 서로 상호작용을 하며 시너지 효과를 내는 경우도 많다. 그러니 공식이나 정답을 찾지 말고, 내 몸의 상태를 최우선적으로 고려해 최적의 치료법을 찾아내는 것이 중요하다.

착한 암 vs 나쁜 암

같은 유방암이고, 병기도 1기로 같은데, 어떤 환자는 수술만 하고, 어떤 환자는 수술 후 방사선치료나 항암치료를 한다. 방사선치료나 항암치료 횟수도 다를 수 있다. 어떤 환자는 4~5번으로 항암치료를 끝내는데, 어떤 환자는 일반 항암치료에 표적치료까지 더해 수십 번의 항암치료를 하기도 한다.

왜 이런 차이가 생기는 걸까? 답은 '암의 성질'에 있다. 암 중에는 잘 자라지 않고 전이와 재발이 잘 안 되고 예후가 좋은 암이 있는가 하면 반대로 빨리 자라고 전이나 재발이 잘 돼 예후가 좋지 않은 암이 있다. 전자를 '착한 암', 후자를 '나쁜 암' 혹은 '못된 암'이라고 한다.

'착한 암'과 '나쁜 암'에 대한 환자들의 반응은 엇갈린다. 의사로부터 착한 암이라는 이야기를 들으면 그나마 다행이라고 여기는 환자가 있는가 하면 암은 다 똑같은 암이라며 전혀 위로가 되지 않는다고 반응하는 환자도 있다.

물론 착한 암이라고 방심해서는 안 된다. 착한 암일 경우 나쁜 암을 치료하듯 항암치료를 공격적으로 할 필요는 없지만 암이 잘 자라지 못하는 환경을 만들려는 노력과 치료는 게을리 해서는 안 된다.

드문 경우기는 하지만 착한 암인데도 너무 공격적이고 센 치료를 받고 오히려 상태가 더 악화된 환자들을 간혹 본다. 예를 들어 갑상선암은 대부분 착한 암이다. 크기가 작으면 급하게 수술을 서두르지 않고 지켜보다가 좀 더 커졌을 때 수술해도 늦지 않다. 그런데 내 몸에 암이 있다는 것 자체가 두려워 필요 이상의 공격적인 치료를 하기도 한다. 하루라도 빨리 암이라는 불청객과 헤어지고 싶은 것은 충분히 이해하지만 과도한 공격적인 치료로 몸에 부담이 많이 가면 면역력이 떨어져 결과적으로 암을 치유하는 데 큰 도움이 안 된다.

현대의학의 3대 표준 암 치료법인 수술, 방사선치료, 항암치료를 받지 않고도 오래 살았던 환자들의 사례는 많다. 우리나라 병원에는 표준치료를 원치 않은 환자를 관리해주는 시스템이 없는데, 일본 게이오대학병원에는 있었다. 곤도 마코토[1]라는 의사가 그런 환자들을 진료했는데, 그는 1973년에 게이오대 의대를 졸업하고 50여 년간 4만 명 이상의 암 환자를 진료한 분이다.

그가 진료한 환자 중에는 암 진단을 받고 표준치료를 받지 않고 경과만 관찰했는데 10년, 15년, 20년 이상 오래 생존한 분들이 많다. 일본의 유명한 여배우 키키 키린도 별다른 치료 없이 처음 암 진단을 받고부터 14년 동안 연기자로 살다 세상을 떠났다.

이처럼 착한 암은 3대 표준치료를 받지 않아도 오래 살 수 있는 가능성이 크다. 곤도 마코토는 '착한 암'이란 표현 대신 '유사암'이란 표현을 썼다.

나쁜 암은 대체적으로 예후가 좋지 않다. 나쁜 암은 빨리 자라고 전이가 잘 되는 암으로 췌장암, 난소암, 간암, 폐암과 같이 생명의 뿌리에 해당하는 장기에 생긴 암들이 나쁜 암일 가능성이 크다. 곤도 마코토는 '나쁜 암'을 '진짜 암'이라 부른다.

나쁜 암도 조기에 발견하면 생존 확률이 높아지지만 안타깝게도 대부분의 나쁜 암은 조기에 발견하기가 힘들다. 증상이 나타나 검사를 해보면 이미

---

[1] 암을 '유사암'과 '진짜암'으로 구분한 의사. 그도 처음부터 이렇게 암을 구분했던 것은 아니나. 수술, 항암, 방사선치료와 같은 현대의학의 표준 암 치료의 효과를 분석한 논문과 데이터를 자주 보고, 실제 암 환자들을 진료하면서 진짜암과 가짜암이 있다는 결론에 도달했다.
곤도 마코토는 크기와 상관없이 처음 발생한 장기에만 머물고 전이되지 않는 암을 '유사암', 다른 부위로 전이하는 암을 '진짜암'이라 규정했다. 다른 장기로 전이하는 진짜암은 현대의학으로는 낫지 않고, 유사암은 방치해도 전이되지 않는다는 것이 그의 주장이다.
곤도 마코토의 유사암과 진짜암은 현대의학에서 구분하는 착한 암과 나쁜 암과는 비슷하면서도 다르다. 특히 곤도 마코토는 유사암이든 진짜암이든 건드리지 않는 것이 가장 좋다고 하는데, 이런 주장에 대한 반발이 많은 것도 사실이다.

진행이 많이 되어 어떤 치료에도 잘 반응하지 못하는 경우가 많다.

환자들을 진료하다 보면 암 성질이 나쁘고, 진행이 너무 많이 되어 전이까지 되었는데도 공격적인 표준치료를 받는 분들이 있다. 물론 선택은 어디까지나 환자의 몫이다. 하지만 항암치료를 감당하기에는 몸 상태가 너무 좋지 않은데도 무리하게 항암치료를 받다가 더 악화되거나 돌아가신 분들을 보면 마음이 착잡하다.

나쁜 암일 경우 완치보다는 생명 연장에 목표를 두는 것도 고려해볼 필요가 있다. 여기서의 '생명 연장'이란 단순히 사는 기간을 늘리는 것이 아니다. 가족들과 친구들과 소통도 하고, 일상생활을 무리 없이 할 수 있는 삶을 의미한다.

삶의 질을 담보한 생명 연장을 위한 치료법이 많다. 몸에 부담을 주지 않으면서 면역력을 높여주는 치료도 많고, 통증을 완화시키고, 정상적인 식사를 할 수 있게 도와주는 치료도 다양하다. 이런 치료법은 자신의 상태를 정확히 알고 생명 연장을 목표로 두었을 때 비로소 보인다.

착한 암과 나쁜 암은 치료를 결정하는 데 있어 절대적인 기준이 아니다. 착한 암이라고 무조건 안심해서도 안 되고, 나쁜 암이라고 절망하거나 포기할 이유가 없다. 암의 성질을 정확하게 알면 나에게 맞는 최선의 치료법을 찾아낼 수 있다는 것이 중요하다. 그렇게 최선의 치료법을 만났을 때 암을 가장 효율적으로 관리할 수 있음은 두말할 것도 없다.

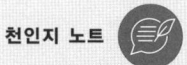 천인지 노트

착한 암과 나쁜 암을 구별하는 방법

일반적으로 췌장, 간, 폐 등 생명의 뿌리인 장기에 생기는 암은 나쁜 암일 가능성이 크다. 하지만 착한 암과 나쁜 암은 단순히 어느 부위에 생긴 암인지만 봐서는 구분하기 어렵다. 같은 부위에 생긴 암이라도 암의 성질이 달라 착한 암이 될 수도, 나쁜 암이 될 수도 있기 때문이다.

미국 텍사스주에 위치한 MD앤더슨암센터에서 30여 년간 암 환자를 치료한 김의신 박사님을 만난 적이 있다. 그 분은 착한 암과 나쁜 암을 구분하는 중요한 요소로 'P53 유전자'를 꼽았다. 이 유전자는 원래 세포의 이상증식이나 돌연변이가 일어나지 않도록 막아주는 유전자이다. 암세포를 사멸시키고 증식을 억제하는 역할도 이 유전자가 한다. 그런데 이 유전자가 변이를 일으켜 제 기능을 하지 못하면 세포가 돌연변이를 일으켜 비정상적인 분열을 반복하면서 암세포가 된다. 따라서 김의신 박사님은 P53 유전자 변이가 심할수록 '나쁜 암'일 가능성이 크고, P53 유전자 변이가 낮을수록 '착한 암'일 가능성이 크다고 보았다.

'Ki-67'도 착한 암과 나쁜 암을 판단하는 기준이다. Ki-67은 암세포 증식지수로 이 수치가 높을수록 암의 성질이 공격적이어서 빨리 자라고 전이도 잘 된다.

암 줄기세포도 중요한 기준이다. 암 줄기세포는 암세포의 뿌리라고 이해하면 무리가 없다. 여왕벌과 일개미에 비유하면 암 줄기세포는 여왕벌, 일반 암세포는 일벌이라 할 수 있다. 일벌을 모두 죽여도 여왕벌이 살아있으면 일개미는 또 생긴다. 암도 마찬가지이다. 암 줄기세포가 있으면 끊임없이 새로운 암세포를 만들어내기 때문에 항암제가 잘 듣지 않는다. 그래서 암 줄기세포가 많으면 나쁜 암, 없으면 착한 암이라 할 수 있다.

일반적으로 Ki-67과 암 줄기세포는 비례한다. Ki-67 지수가 높을수록 암 줄기세포도 많고, 지수가 낮을수록 암 줄기세포도 적다. 유방암을 예로 들면 에스트로겐이 양성이고, Her2가 음성일 경우 Ki-67 지수가 낮아 착한 암에 속한다. Her2가 양성일 경우에는 Ki-67 지수가 에스트로겐 양성일 때보다는 높지만 아주 높지는 않아 착한 암과 나쁜 암 중간 정도인 암이라 할 수 있다. 유방암 중 Ki-67 지수가 높은 나쁜 암은 삼중음성 유방암이다.

이처럼 P53, Ki-67, 암 줄기세포를 기준으로 착한 암과 나쁜 암을 구분하지만 암 종류에 따라 다른 기준을 추가적으로 보아야 하는 경우도 있다. 예를 들어 대장암의 경우 EGFR(표피성장인자수용체)이라는 유전자가 있으면 표적치료에 잘 반응해서 착한 암에 속한다. 반면 RAS라는 단백질 변이가 있으면 진행과 전이가 빠르고 항암에 잘 반응하지 않아 나쁜 암이라 할 수 있다.

사실 암 종류별로 악성도를 판단할 수 있는 기준이 다르고, 아직 모든 암에 대한 비밀이 다 밝혀지지 않았기 때문에 완벽하게 착한 암과 나쁜 암을 구분하기는 쉽지 않다. 착한 암과 나쁜 암의 경계에 있는 경우도 많다. 그럼에도 착한 암과 나쁜 암이 있다는 것을 소개하는 이유는 암의 성질에 따라 효과적인 치료법이 다를 수 있기 때문이다.

지금까지 밝혀진 기준을 토대로 착한 암과 나쁜 암을 구분하면 다음 표와 같다.

구분	착한 암	나쁜 암
갑상선암	갑상선암	
전립선암	전립선암	
유방암	에스트로겐 양성, Her2 음성	Her2 양성, 삼중음성
폐암	선암(비소세포암)	소세포암
위암	선암	반지세포암
대장암	EGFR 양성인 대장암	RAS 변이가 있는 대장암
췌장암		췌장암
간암		간암
난소암		난소암

안전하게 항암치료를 받을 수 있는 조건

암 환자들을 진료하면 할수록 과연 암 환자 모두가 항암치료를 해야 할까 의문이 든다. 항암치료를 받고 더 안 좋아지거나 쇼크로 갑자기 돌아가신 분들을 종종 보았기 때문이다.

그렇다고 항암치료를 무조건 반대하는 것은 아니다. 내가 암 환자들을 치료할 때 쓰는 '운모'라는 약은 1세대 항암제인 세포독성 항암제와 만났을 때 가장 시너지 효과가 컸다. 운모도 암을 없애는 효과가 있지만 암 크기가 15cm 이상 큰 암은 운모만으로는 한계가 있다. 운모는 수술과 항암으로 큰 암을 없애고 잔존암이 있을 경우와 암 크기가 5cm 이하일 경우가 더 효과적이다. 그리고 지속적으로 운모 치료를 하면 재발을 방지하는 데도 큰 도움이 된다.

임상 경험 상 같은 항암치료라도 환자의 상태에 따라 예후가 크게 달라질 수 있다는 것을 확인하곤 한다. 항암치료는 암세포뿐만 아니라 정상세포까지 죽이는 다소 부작용과 위험도가 있는 치료이다. 물론 요즘에는 표적치료제와 같이 암세포를 타깃으로 공격해서 1세대 세포독성 항암제보다 독성과 부작용이 덜한 항암제도 있지만 부작용이 덜할 뿐이지, 없는 것은 아니다. 결국 모든 항암치료는 몸에 부담을 주고, 그 부담을 견뎌내지 못해 더 나빠지는 경우도 비일비재하다.

좀 더 살 수 있다고 생각했던 환자들이 항암치료를 받고 더 나빠지는 것을 보며 보호자들과 함께 눈물을 흘린 적도 많다. 4기와 말기암 환자들, 그리고 항암 부작용으로 고생하는 환자들을 보며 쌓은 임상경험을 바탕으로 항암치료를 견딜 수 있는 내 나름의 기준을 세울 수 있었다. 이 기준을 소개하려는 이유는 암 환자들이 안전하게 항암치료를 받기를 바라기 때문이다.

70대 이상이면 득보다 실이 많을 수도 있다

항암치료를 할 때 고려해야 할 첫 번째 기준은 '나이'이다. 나이가 들면 아무래도 젊었을 때보다 면역력이 떨어지고 체력도 약해진다. 면역력과 체력이 많이 떨어진 상태에서 항암치료를 받으면 쇼크로 사망할 수도 있다.

일본 후생노동성과 국립암연구센터가 70대 이상의 고령자에게 항암치료가 얼마나 효과가 있는지 조사한 적이 있다. 2007~2008년 국립암연구센터에서 진료받은 1,500여 명의 암 환자들을 대상으로 조사한 결과 75세 이상의 고령자인 경우 항암제의 연명효과가 크지 않은 것으로 나타났다. 반면 신체적인 부담은 커서 쇼크사가 발생할 가능성도 있으니 70대 이상은 항암치료를 안 하는 게 좋겠다는 것이 일본 후생노동성의 입장이다.

굳이 일본 후생노동성의 조사 결과가 아니라도 임상에서 70대 이상의 고령 환자일 경우 득보다 실이 많다는 것을 여러 번 확인했다. 실제로 환자 중 첫 항암치료를 받다 심장마비로 돌아가신 분이 있다. 췌장암 진단을 받은 70대 중반의 어르신이었는데 따님에게 아버님 안부 전화와 한약 복약 잘하시는지 궁금해 전화했다가 소식을 들었다. 어찌나 황망하던지 따님과 함께 전화기를 붙잡고 한참을 울었다.

또 다른 사례도 있다. 그 분도 70대 췌장암 환자였는데, 1차 항암치료를 받고 장천공이 와서 바로 몸져눕고 신경마비까지 와서 제대로 먹지도, 걷지도 못하고 고생하다 돌아가셨다. 비록 악성도가 높은 췌장암이었어도 항암치료를 받기 전에는 일상생활을 잘 하던 분이었다. 그런 분이 항암치료를 받다 패혈증으로 사망하자, 아드님이 울면서 말했다.

"항암치료가 어르신한테 이렇게 위험한 줄 몰랐어요. 위험할 수도 있다는 걸 이야기만 해줬어도 항암치료 선택하지 않았을 거고, 이렇게 황망하게 어머니를 보내지도 않았을 거예요."

그러면서 아드님은 자기처럼 후회하는 자녀들이 충분히 있을 수 있으니 당신 어머니와 비슷한 경우 항암치료를 하지 않도록 말려달라며 신신당부했다. 물론 모두에게 치명적인 부작용이 나타나는 것은 아니다. 하지만 70대 이상에서는 부작용이 나타날 위험이 크다. 선택은 환자가 하는 것이지만 적어도 치명적인 부작용으로 목숨을 잃을 수 있다는 것을 알아야 후회 없는 선택을 할 수 있다. 70대 이상은 힘든 항암치료를 받아도 연명효과는 크지 않고, 삶의 질만 떨어지고, 최악의 경우 쇼크로 더 빨리 목숨을 잃을 수도 있다면 항암치료를 재고할 이유는 충분하지 않을까?

체중은 과체중 이상이면 항암 가능하다

항암치료를 하는 동안 식욕부진, 메스꺼움, 구토, 소화불량 등으로 식사를 제대로 못하는 분들이 많다. 항암치료를 받으면 면역력이 떨어지기 때문에 더 잘 먹고 충분한 영양을 우리 몸에 공급해주어야 한다. 그런데 부작용으로 식사를 하기도 힘들고, 애써 먹은 음식을 소화하기도 힘드니 살이 빠지고 체력이 떨어질 수밖에 없다.

잘 먹지 못해 충분한 영양을 공급받지 못했을 때 비상 에너지로 쓰이는 것이 지방이다. 실제로 마르거나 표준체중인 분들보다 과체중이나 경도비만 이상인 분들이 항암치료를 잘 견딘다. 표준체중 이하인 분들은 나이가 젊어도 항암치료를 힘들어하고, 예후가 좋지 않은 경우도 많다.

췌장암 4기 진단을 받은 40대 중반 여성이 있었다. 표준체중 범주에 간신히 드는 마른 분이었는데, 항암치료를 몇 회 하다가 6개월도 못살고 사망하셨다. 췌장암은 그냥 둬도 6개월은 산다. 그런데 체력이 약한 분이 무리하게 항암치료를 받으니 견디기가 힘들어 고생만 하다 세상을 뜨고 만 것이다.

60대 초반의 췌장암 4기 진단을 받은 여성은 조금 다른 경우다. 그분도 무척 마른 분이었는데, 항암치료를 한번 받고 머리카락이 다 빠지고 살도 더 빠졌다고 하다. 항암치료를 더 하다가는 죽을 것 같은 공포감이 생겨 항암치료 대신 한방치료를 선택했다. 남은 인생을 힘든 항암치료로 고통 받고 싶지 않아 아프지 않은 한방치료를 선택한 것이다. 그렇게 1년 정도 연명치료를 하면서 비교적 평온한 일상을 보내다 돌아가셨다.

임상에서 환자분들을 보면 과체중이거나 비만인 분들이 항암치료를 잘 견딘다. 항암을 견디려면 일정 이상의 근육과 지방이 있어 체력을 받쳐줘야 하기 때문이다. 항암치료를 하면 잘 먹지 못해 살이 빠지기 쉬운데, 비만이나 과체중인 분들은 비교적 근육과 지방이 많기 때문에 살이 빠져도 견딜 수 있다. 반면 표준체중이나 저체중인 분들은 근육과 잉여지방이 부족해 잘 견디지 못하고, 그나마도 항암치료를 하는 동안 근육과 지방이 더 빠져 힘들어지는 경우가 많다.

CBC 혈액검사 수치가 정상이어야 한다

CBC는 'Complete Blood cell Count'의 약자로 적혈구, 백혈구, 혈소판 전체의 수치를 측정하는 혈액검사이다. 항암치료를 하기 전에 적혈구, 백혈구, 혈소판 수치를 확인하는 것은 매우 중요하다. 특히 적혈구와 백혈구 수치는 더욱 주의 깊게 살펴봐야 한다.

적혈구는 우리 몸의 각 조직에 산소를 공급하고 이산화탄소를 제거하는 역할을 한다. 적혈구는 건강한 성인 남성은 450~600만/uL, 여성은 350~500만/uL 이상이 정상적인 건강 수치이다. 항암치료를 하면 적혈구 수치가 낮아지기 마련이다. 잘 쉬고 잘 먹으면서 적혈구 수치가 정상으로 회복되었을 때 다시 항암치료를 받는 것이 좋다. 다만 적혈구는 새로 생성되는 주기가 120일로 긴 편이다. 항암치료를 하는 주기는 저마다 다른데, 길어도 3주 만에 한 번씩 하는 경우가 많다. 적혈구가 충분히 만들어지기에는 턱없이 짧은 주기이다.

백혈구도 중요한 기준이다. 백혈구는 외부로부터 세균이나 바이러스가 침투했을 때 이를 물리치는 역할을 한다. 대식세포, 호중구, 호산구, 호염기구, 림프구 등이 백혈구에 속한다. 백혈구는 4,000~10,000개/uL가 정상수치이다. 항암치료를 하면 백혈구 수치가 떨어지는데, 그나마 다행스러운 것은 적혈구에 비해 생성주기가 호중구는 대략 7~10일, 림프구는 몇 일에서 몇 주 정도로 짧다는 것이다.

CBC 정상 수치 기준

구분	세부 구분	설명	정상 수치
적혈구	적혈구(RBC)	산소와 이산화탄소 공급, 배출	남자: 450~600만/ul 여자: 350~500만/ul
	헤모글로빈(Hb)	적혈구 내에 존재하는 단백질로 산소와 이산화탄소를 운반하는 역할	남자: 13.5~17.5g/dl 여자: 12~15.5g/dl
	헤마토크릿(Hct)	혈액에서 적혈구가 차지하는 비율	남자: 40~50% 여자: 35~45%
백혈구	백혈구(WBC)	외부에서 침투한 세균이나 바이러스를 방어하는 역할	4,000~10,000개/ul
	절대 호중구 수(ANC)	감염의 위험성을 판단하는 기준	1,800~7,000개/ul
혈소판	혈소판(PLT)	혈액이 흐르지 않도록 지혈 작용을 함	15만~45만 개/ul

나이, 체중, CBC 혈액검사 중 어느 하나라도 기준에 부합하지 않으면 항암치료를 꼭 받아야 하는지 생각해 볼 필요가 있다. 70대 중반 대장암 환자의 사례이다. 대장암으로 시작해 폐와 간에 전이가 된 어르신이었는데 세포독성 항암치료와 한약치료를 병행하면서 폐와 간에 전이된 암이 3개월도 안 돼 10cm가량 드라마틱하게 줄었다. 당시 치료결과가 너무 좋아 호전 인터뷰까지 했던 분이다.

항암치료 받으신지 3개월 정도 되었을 때 어르신은 항암 부작용으로 빈혈이 생겨서 어지러워 쓰러지곤 했다. 당시 환자의 적혈구 수치는 정상수치의 반 토막밖에 안 되었다. 그 상태에서는 약물 대사가 원활하지 않아 항암치료를 해도 효과가 떨어질 것이고, 무엇보다 항암 부작용으로 인한 사고가 날 수 있을 것 같아 걱정스러웠다.

세포독성 항암치료를 하면 혈구가 파괴되는데, 백혈구는 한 달이면 회복과 재생이 가능하지만 적혈구는 주기가 120일로 길어서, 적혈구 파괴속도가 적혈구 생성속도보다 더 빠를 것이 분명했다. 그러니 적혈구 수치가 정상수치의 반에 불과한 어르신이 항암치료를 받으면 문제가 생길 것이라는 게 나로서는 예상이 되었다. 무엇보다 나는 유효성보다 안전성에 더 가치를 두고 있는 사람이기에 항암치료를 말릴 수밖에 없었다.

하지만 가족들은 병원에서는 괜찮다고 했다며 항암치료를 했다. 현존하는 항암치료 여부의 혈액 기준은 호중구가 1,000개만 넘으면 가능하다. 그 이하면 항암치료를 미룬다. 그러나 아직 적혈구에서는 그런 기준이 딱히 정립되어 있지 않다. 안타깝게도 어르신은 항암 부작용인 적혈구 용혈증(적혈구가 너무 빨리 파괴되어 나가는 상태)으로 사망하셨다.

CBC 수치는 항암 후에도 주의 깊게 살펴보아야 한다. 60대 중반 췌장암 4기 여성의 사례이다. 나이, 체중, CBC 수치 모두 부합했고, 항암치료도 비교적 순조로웠다. 두 차례 항암치료를 받음과 동시에 운모약을 병행한 결과 암 크기가 많이 줄었고, 컨디션도 좋았다. 가족들과 환자는 암치료가 잘 된 것을 축하하는 가족 여행을 갔다. 완전히 회복이 덜 된 상태로 여행을 가서인지 여행 끝에 감기에 걸렸는데 폐렴으로 진행돼 세상을 달리했다.

나는 항암 후에도 CBC 수치가 낮으면 환자에게 가능한 한 집 밖으로 나가지 말고 집에서 충분히 먹고 자면서 쉬라고 권한다. 아마도 어머님은 항암 후 호중구가 1000개 근방이었거나 그 이하로 떨어진 상태였던 것이 분명하다. 그 상태에서는 가벼운 감기도 이겨내지 못하고 쉽게 폐렴에 걸릴 수 있다. 또한 백혈구 수가 치명적으로 떨어지면 폐렴을 이겨내지 못할 정도로 면역력이 떨어지고 폐가 제대로 기능하지 못해 사망할 수 있다. 가족과 암 환자 모두 항암치료를 받은 후 어떻게 해야 하는지 잘 몰라서 일어난 안타까운 사례이다.

여기서는 그동안의 임상경험을 바탕으로 최소한의 기준을 제시했다. 여기에 환자 스스로가 느끼는 주관적인 컨디션을 더해 항암이 가능한지 여부를 판단하면 예상치 못했던 사고를 방지하는 데 도움이 될 것이라 생각한다.

사망 두 달 전에 오셨던 췌장암 말기 환자가 기억이 난다. 그분은 췌장암 진단을 받은 후 약 2년 8개월쯤 지났을 때 한의원에 오셨다. 췌장암으로 항암치료를 받으면서 그렇게 오래 산 분을 만난 것은 처음이었다. 그분이 한 말이 참으로 인상적이었다.

"병원에서 하라는 대로 항암치료를 받았으면 아마 저도 다른 사람들처럼 벌써 죽었을지도 몰라요. 저는 몸이 힘들면 절대 항암치료 안 받았어요. 컨디션이 좋아지면 항암을 했어요. 내 기준대로 항암치료를 받은 거죠."

나는 환자분들이 이 분처럼 항암치료를 받았으면 좋겠다. 물론 병원에서도 환자가 항암치료를 받을 수 있는지 검사를 하지만 내 몸은 내가 제일 잘 안다. 스스로 느끼는 컨디션을 의료진에게 적극적으로 표현하고 소통해서 항암치료 일정을 탄력적으로 조정하기를 바란다. 환자가 스스로 주권을 가지고 치료에 적극적으로 임할 때 예후가 더 좋기 때문이다.

03

암을 이기고 건강을 지키는
식사원칙

'약식동원(藥食同源)'이라는 말이 있다. 약과 음식은 근원이 같다는 의미로 '의식동원(醫食同源)'이라고도 한다. 지금의 몸은 우리가 지금까지 먹은 음식의 결과나 마찬가지이다. 현대인들이 암, 대사질환, 면역질환 등 예전에는 많지 않았던 질병들에 시달리는 것도 먹는 음식이 달라졌기 때문이라 해도 과언이 아니다.

지치고 병든 몸을 회복하기 위해서는 어떤 음식을, 어떻게 먹어야 하는지 적절하고 현명한 기준이 필요하다. 체질에 맞는 음식을 섭취하는 것은 물론 같은 음식이라도 성분을 꼼꼼히 따져야 한다.

너무 엄격한 식이요법은 스트레스가 될 수도 있지만 적어도 암과 적극적으로 싸우고 있는 동안에는 내 몸을 위해 꼼꼼하게 좋은 음식을 고르고, 잘 먹어야 한다. 꼭 지켜야 할 식사원칙은 다음과 같다.

굶거나 소식은 절대 금물!

암 환자를 치료하다 보면 간혹 산속이나 센터에 들어가 단식을 하거나 채소만 먹는 분들이 있다. 그렇게 하는 이유는 암세포에게 먹이를 주지 않으면 암이 굶어 죽는다고 믿기 때문이다. 암세포를 굶겨 죽임으로써 암을 치유할 수 있다고 믿는 분들이 꽤 많다.

하지만 적어도 내가 치료했던 환자들 중에는 단식이나 소식으로 좋아진 예가 없다. 면역력이 떨어져 상태가 더 악화된 분들이 대부분이다.

암을 치유하려면 면역력을 키워야 하는데, 잘 먹지 않으면 면역력은 결코 좋아질 수가 없다. 면역력을 가늠할 수 있는 중요한 척도 중 하나가 백혈구이다. 백혈구는 외부에서 침투한 세균이나 바이러스를 방어하는 역할을 하는데, 단식이나 소식을 하면 백혈구 수치가 낮아진다. 최전선에서 암세포와 싸워야 하는 백혈구가 적으면 암과의 싸움에서 이기기가 어렵다.

단식이나 소식을 하지 않고 잘 먹어도 백혈구 수치가 낮을 수 있다. 이런 분들은 대부분 먹는 것보다 더 많은 활동을 한다. 그래서 잘 먹어도 면역력이 좋아지지 않은 것인데, 활동을 적절한 수준으로 줄이면 많이 좋아진다.

똑같이 백혈구 수치가 낮아도 안 먹어서 낮은 것인지, 잘 먹는데도 활동을 많이 해 낮은 것인지는 백혈구 외에 적혈구와 혈소판 수치를 함께 보면 구분할 수 있다. 일반적으로 소식이나 단식을 하는 분들은 백혈구는 물론 적혈구와 혈소판 모두 낮다. 반면 잘 먹는데 활동을 많이 해 백혈구 수치가 낮은 분들은 적혈구와 혈소판은 정상이다. 이처럼 소식이나 단식을 하면 백혈구뿐만 아니라 적혈구나 혈소판까지 감소하므로 절대 소식이나 단식은 금물이다.

물론 비만한 암 환자는 단식이나 소식으로 효과를 볼 수도 있다. 비만하다는 것은 독소로 염증이 많다는 것이어서 소식이나 단식을 하면 해독이 되어 염증이 줄기 때문이다. 반면 비만하지 않은 암 환자들은 단식이나 소식을 할 이유도 없고, 해도 효과를 보기 어렵다.

뚱뚱하지 않은 암 환자라면 살이 찌고 체중이 느는 것이 좋은 신호이다. 그러니 먹으면 암세포가 더 빨리 성장할까 두려워하지 말고 잘 먹어야 한다. 그래야 면역력이 올라가고 예후도 좋을 수 있다.

탄수화물은 줄이고, 건강한 지방은 늘린다

탄수화물은 우리 몸에 필요한 에너지를 공급해주는 주요 영양소이다. 하지만 탄수화물을 필요 이상으로 많이 섭취하는 고탄수화물 위주의 식습관은 인슐린 저항성을 유발하여, 그 상태가 장기화 될수록 유방암, 전립선암, 췌장암 등 암이 발생할 위험이 높아질 뿐만 아니라 암세포가 빨리 증식할 수 있는 조건이 된다. 암세포가 포도당을 먹고 자라기도 하고, 소비되지 못하고 남은 탄수화물이 염증과 당 독소를 만들어 암이 생기기 쉬운 환경을 조성하기 때문이다.

이처럼 탄수화물은 암을 유발하고 증식하는 데 영향을 미치기 때문에 암을 예방하고 치료하기 위해서는 평소 섭취하던 양보다 탄수화물을 줄이는 것이 좋다. 일반적으로는 하루에 필요한 열량 중 약 60% 정도를 탄수화물로 얻는 것이 적당하다고 말한다. 건강한 다이어트가 목적일 경우 탄수화물 50%, 단백질 30%, 지방 20% 비율의 식사를 추천하는데, 암을 예방하고 치료하기 위해서는 탄수화물 비중을 더 줄이는 것을 권한다.

그렇다면 탄수화물을 어느 정도로 줄이는 것이 좋을까? 암을 치료하기 위한 식이요법으로 '케톤 식이요법'이 있다. 이 식이요법의 핵심은 탄수화물의 섭취를 극단적으로 줄이고, 부족한 열량을 지방으로 보충하는 것이다.

탄수화물 섭취를 제한하는 이유는 암세포가 주로 포도당을 주 에너지원으로 먹고 자라기 때문이다. 따라서 탄수화물을 섭취하지 않으면 포도당 공급이 줄어들어, 암세포가 죽거나 더 자라지 않을 수 있다. 실제로 탄수화물을 아예 섭취하지 않거나 전체 열량의 10% 이하로 줄인 케톤 식이요법으로 암세포가 소멸되거나 줄어든 사례는 많다.

하지만 탄수화물을 필요로 하는 것은 암세포만이 아니다. 정상세포들도 탄수화물에서 분해된 포도당을 공급받고 힘을 얻는데, 암세포 죽이자고 탄수화물을 안 먹으면 정상세포까지 죽이는 것 아니냐는 걱정을 할 수 있다.

우리 몸은 일차적으로 탄수화물(포도당)에서 에너지를 얻지만 포도당이 부족할 때는 지방을 지방산으로 만들어 에너지로 이용한다. 이 과정에서 생성되는 물질이 케톤체이다. 즉 케톤체는 지방산이 분해되어 간에서 생성되는 물질로 포도당과 함께 뇌, 심장, 근육 등 다양한 조직의 에너지원으로 사용된다. 특히 뇌는 포도당이 없을 때 케톤체를 주 에너지원으로 사용한다.

정상세포들은 포도당과 케톤체 모두에서 에너지를 얻는다. 하지만 암세포는 포도당에서만 얻을 수 있기 때문에 탄수화물을 제한하면 정상세포는 타격이 없고, 암세포만 굶어죽는다.

이처럼 탄수화물을 제한하면 암을 없애는 데 도움이 되지만 케톤 식이요법처럼 아예 탄수화물을 먹지 않거나 10% 이내로 제한하는 것은 쉽지 않다. 그렇다고 탄수화물로 필요한 에너지를 다 공급하면 케톤체가 생성되지 않는다. 여러 연구결과와 임상 경험상 탄수화물의 비중은 20~30% 정도로 줄이고, 지방의 비중을 40~50%까지 늘리는 것이 가장 현실적인 비율로 보인다. 단백질은 30%로 동일하다.

탄수화물은 똑같은 양을 먹어도 어떤 체질은 살이 안 찌고, 어떤 체질은 살이 찔 수 있다. 예를 들어 태양인의 경우 에너지 소비량이 많은 체질이어서 탄수화물을 50%까지 섭취해도 괜찮다. 반대로 태음인은 탄수화물을 조금만 먹어도 축적이 잘 되는 체질이어서 20% 이하로 낮추는 것이 좋다.

다만 체질과 상관없이 GMO 탄수화물 및 정제된 당류는 피해야 한다. 탄수화물 중에서도 수입 밀가루, GMO 옥수수가루, GMO 콩가루, 설탕, GMO 옥수수로 만든 시럽 등의 탄수화물이나 단순 당이 혈당을 급속히 올려 염증과 당독소를 유발하기 때문이다. 서리태, 오곡 잡곡밥처럼 적게 먹어도 포만감이 오래 가고, 혈당을 천천히 올리는 복합 탄수화물 위주로 먹는 것이 좋다. 단, 소화력이 많이 떨어지는 암 환자분들은 속 편하고 소화가 잘 되는 흰쌀밥을 드시는 것이 좋다.

탄수화물로 부족한 에너지는 지방으로 채우면 된다. 지방을 많이 섭취하면 콜레스테롤 수치가 높아지고, 비만, 지방간, 심혈관 질환이 생기기 쉽다고 아는 분들이 많다. 콜레스테롤이 심혈관 질환을 유발한다는 가설은 몇 십년간 언론에 많이 노출되어 있을 뿐, 그 가설이 진실임이 입증된 적이 없다. 최근의 임상 연구들을 통해 콜레스테롤과 지방의 누명이 벗겨지고 있는 추세이다.

고기는 단백질 뿐 아니라 건강한 지방이 많이 포함되어 있고 미네랄과 비타민이 풍부해 건강에 무척 좋은 음식이다. 그리고 추천할 만한 좋은 지방의 공급원으로는 버터, 들기름, 올리브유, 코코넛오일, 아보카도유, 등푸른 생선과 견과류 등이 대표적인 음식이다. 이런 음식을 통해 지방 섭취를 늘리는 것이 좋다.

케톤 식이요법에서 지방을 섭취하기 위해 많이 먹는 코코넛 MCT 오일은 포화지방산의 한 종류인 중쇄중성지방[2]이다. 일반적으로 대부분의 기름은 소장으로 이동해 담즙에 의해 분해된 후 장내 세포로 흡수된 다음 림프관과 혈관을 타고 온몸을 돌며 간으로 운반되어 에너지로 쓰이거나 저장된다. MCT 오일은 담즙의 도움 없이 장으로 흡수되고 바로 간으로 간다. 그만큼 케톤을 빨리 만들어내 에너지로 쓰이기 때문에 체내 지방으로 쌓일 가능성이 낮다.

코코넛 MCT 오일은 시중에서 많이 판매하고 있다. 그냥 수저로 떠먹는 것이 가장 좋고, 힘들면 커피에 타서 먹거나 샐러드에 뿌려 먹어도 된다.

탄수화물을 줄이는 대신 지방을 늘려야 하지만 무조건 많이 늘리면 안 된다. 어디까지나 하루에 필요한 열량 중 40~50% 선에서 지방을 늘려야 한다.

---

[2] 지방은 긴 탄소 구조로 이루어져 있는데, 탄소(C)의 개수에 따라 단쇄지방산, 장쇄지방산으로 나뉜다. 탄소가 4~6개이면 단쇄지방산, 8~12개이면 중쇄지방산, 14개 이상이면 장쇄지방산이라 부른다. 단쇄지방산은 장내유산균이 뿜어낸 대사물질인 포스트바이오틱스가 대표적이다. 코코넛 오일이나 팜유에서 추출한 MCT 오일은 중쇄지방산에 속한다. 돼지고기나 소고기의 육류 기름, 들기름, 참기름 등 대부분의 기름은 장쇄지방산에 해당한다.

지방은 1g 당 9Kcal의 에너지를 만들기 때문에 실제로 필요한 지방의 양은 생각보다 많지 않다. 몸에 좋은 불포화지방과 케톤을 빨리 만들어내는 MCT 오일을 중심으로 지방을 섭취하면 건강을 유지하고 암을 예방하고 치료하는 데 도움이 될 것이다.

내 체질에 맞는 단백질을 충분히 섭취한다

암에 걸려 수술을 받거나 항암치료, 방사선치료 등을 할 때는 단백질 섭취를 늘려야 한다. 암 때문에 손상된 세포를 재생시키고, 조직을 회복시키기 위해서는 평소보다 더 많은 단백질이 필요하기 때문이다.

일반적으로 암 환자에게 추천하는 하루 단백질 섭취량은 체중(kg) 당 1.2~1.5g이다. 일반 성인에게 권장되는 체중(kg) 당 0.8~0.9g보다 높은 수준이다. 체중이 60kg인 암 환자라면 적어도 하루에 단백질을 72~90g을 섭취해야 잘 회복할 수 있다는 얘기다.

암에 걸리면 고기를 먹지 않는 것이 좋다고 아는 분들이 많은데, 고기에는 우리 몸의 피부조직과 근육, 뼈, 세포를 구성하는 질 좋은 단백질이 풍부하다. 다만 태양인은 소고기, 돼지고기, 닭고기 등의 육류가 체질에 맞지 않으니 고기보다는 생선이나 해산물을 통해 단백질을 섭취하는 것이 안전하다. 소음인은 돼지고기에 취약하다. 소고기나 닭고기, 염소고기 등은 괜찮은데, 돼지고기를 먹으면 탈이 잘 나는 체질이므로 돼지고기는 피하는 것이 좋다. 소양인은 닭고기, 개고기, 염소고기를 피하고 돼지고기, 소고기, 오리고기를 먹는 것이 좋다. 태음인은 어떤 종류의 고기든 잘 맞는 체질이고 면역력을 위해서는 날마다 고기를 먹는 것이 좋다.

단백질을 공급하는 음식은 고기 외에도 다양하다. 두부나 콩과 같은 식물성 단백질도 있고, 해산물이나 조개류, 생선류에도 질 좋은 단백질이 풍부하다. 종류별로 다양한 단백질을 골고루 섭취하는 것이 좋은데, 이 또한 체질별로 특히 좋은 음식들이 차이가 있으니 되도록 체질에 맞는 음식들을 골라 섭취하면 더욱 좋다.

채소는 하루 5접시, 과일은 1~2회 적당량 섭취

건강을 지키기 위해 채소와 과일을 많이 섭취해야 한다는 것은 이미 귀에 못이 박히도록 들었을 것이다. 암 환자는 말할 것도 없다. 채소와 과일에는 암 발생의 주요 원인 중 하나이자 암의 진행과 전이에 영향을 미치는 유해 활성산소를 억제하는 항산화 영양소가 풍부하다. 베타카로틴, 비타민E, 비타민C와 같은 영양소가 대표적인 항산화 영양소이다.

채소와 과일에는 식이섬유도 풍부하다. 식이섬유는 장의 운동을 증가시켜 변비를 예방하고 발암물질이 장을 통과하는 시간을 단축시키고, 발암물질을 비롯한 독소를 배출하는 것을 돕는다. 그만큼 건강을 지키고 암을 예방하는 데 도움이 되는데, 특히 대장암 예방에 효과적이라는 것은 이미 많은 연구논문에서 입증된 사실이다.

비록 적은 양이지만 채소나 과일에 포함되어 있는 파이토케미컬도 빼놓을 수 없다. 식물은 움직이지 못하기 때문에 자신의 생존을 위해 껍질에 자신을 보호하는 물질을 만들어둔다. 자신을 공격하는 적에게 독으로 작용하는 물질인데, 이것이 파이토케미컬이다. 파이토케미컬은 우리 몸에 들어오면 항산화작용, 해독작용, 면역기능 증진, 호르몬 역할 조절 및 박테리아나 바이러스를 죽이는 작용을 한다.

이처럼 과일과 채소에는 암을 이기는 데 도움이 되는 성분이 풍부하다. 다만 너무나도 몸에 좋은 과일과 채소지만 어떻게 먹느냐에 따라 효과가 배가 되기도 하고, 반감되기도 하니 올바른 섭취방법을 알아두는 것이 좋다.

제일 먼저 하루에 얼마만큼의 채소나 과일을 먹으면 좋을까? 미국암협회(AICR)와 세계암연구재단(WCRF)에서 암 예방을 위해 권장하는 섭취량은 하루 400~500g이다. 400~500g이 어느 정도인지 감이 잘 잡히지 않을 텐데, 중간 크기 정도의 접시를 기준으로 5접시, 머그컵 기준으로 5컵 정도 분량이라 생각하면 된다.

다른 음식도 마찬가지지만 채소와 과일도 하루에 필요한 양을 세끼에 나눠 먹는 것이 좋다. 채소는 매끼마다 먹고, 과일은 하루에 한두 번 간식으로 먹으면 적당하다. 다만 과일에는 혈당을 급속히 올리는 탄수화물(과당)이 많다. 과일의 비타민과 식이섬유가 암을 치료하고 예방하는 데 도움이 되는 것은 분명하지만 많이 섭취하면 암의 먹이가 되는 탄수화물도 많이 섭취하게 되므로 적당량만 먹어야 한다.

하루에 먹어도 괜찮은 과일 섭취량은 참외 1/2개, 사과 1/3, 수박 한 조각, 딸기 7개, 바나나 1/2개, 키위 1개, 토마토 작은 것 2개 정도이다. 생각보다 적은 양이니 과일이 몸에 좋다는 생각으로 너무 많이 먹지 않는 것이 좋다.

그러나 비록 원칙은 그럴지라도, 4기 암 환자가 다른 것들은 안 먹히고 과일만 먹힌다고 하면 과일을 먹는 것이 암 환자 식이요법의 대원칙이다. 특히나 4기 말기 암 환자는 못먹는 걸 가리는 것보다는 최대한 입에 맞는 음식을 잘 먹는 것이 더 중요하다.

채소는 생으로 먹거나 익혀먹어도 식이섬유 섭취량은 별 차이가 없지만 비타민과 무기질은 어떻게 조리하느냐에 따라 영양분이 달라질 수 있다. 예를 들어 비타민 C는 열에 약하기 때문에 생으로 먹거나 익히더라도 살짝 데치거나 볶는 정도로 조리해야 한다. 반면 베타카로틴과 같은 지용성 비타민은 기름에 볶으면 더 잘 흡수가 되고, 토마토에 들어있는 라이코펜은 열을 가하면 흡수율이 높아진다.

마지막으로 채소는 다양한 색깔을 골고루 섞어 먹는 것이 좋다. 채소와 과일은 색깔에 따라 많이 함유하고 있는 영양소도 다르고, 파이토케미컬의 종류도 다르다. 비타민과 무기질, 파이토케미컬도 종류별로 다양하게 섭취해야 우리 몸의 균형을 유지할 수 있다. 또한 색깔이 다채로우면 입맛을 자극하는 효과도 있으니 매끼 다양한 색깔의 과일과 채소를 조합해 먹도록 한다. 또한 단백질과 마찬가지로 채소나 과일도 체질에 맞는 종류가 다르다. 자기 체질에 맞는 채소나 과일을 먹으면 효과가 배가 되니 잘 골라 먹도록 하자.

채소와 과일 색깔별 영양소와 효능, 조리법

색깔 \ 구분	식품 종류	파이토케미컬 종류	효능	조리법
빨간색	토마토, 붉은 고추, 적양파, 수박, 딸기, 사과, 앵두	라이코펜, 안토시아닌	암세포 성장 억제, 항산화 작용, 면역력 강화, 혈관 건강 개선	생으로 먹는 것이 좋다. 다만 토마토는 익혀먹어야 흡수가 잘 된다.
노란색	당근, 파프리카, 호박, 옥수수, 감자, 오렌지, 파인애플, 망고, 레몬	카로티노이드, 이소플라본	항암 효과, 노화 및 골다공증 예방, 눈 기능 개선	채소는 대부분 지용성이라 기름에 살짝 볶아 먹는 것이 좋다. 과일 종류는 생으로 먹는다.
초록색	브로콜리, 케일, 양배추, 아보카도, 샐러리, 피망, 해초	설포라판, 인돌, 리그난	항암 효과, 간세포 재생에 도움, 독소 배출	생으로 먹는 것이 가장 좋고, 소화가 안 되면 살짝 데쳐 먹는다.
보라색	가지, 포도, 꽃상추, 적채, 키위, 건포도	폴리페놀(페놀 화합물)	항암효과, 염증 억제, 항산화 작용, 혈전방지, 암세포 증식 감소	물에 오래 담그면 영양소가 빠져나간다. 생으로 먹거나 쪄서 먹어도 괜찮다.
흰색	마늘, 양파, 생강, 무, 버섯, 컬리플라워, 배, 바나나	알리신, 플라보노이드, 케르세틴, 인돌	살균, 항균 작용	흰색 식품은 열에 강해 기름에 볶아 먹으면 흡수가 잘 된다.

가공식품과 유전자변형(GMO) 식품, 무조건 추방

몸에 좋은 음식을 먹는 것도 중요하지만 몸에 나쁜 음식을 밥상에서 없애는 것이 더 중요하다. 우선 인스턴트식품을 비롯한 가공식품, 유전자변형(GMO) 식품부터 추방해야 한다. 가공식품에는 맛과 보존력을 높이기 위해 각종 식품첨가물이 들어간다. 식약처에서 식품첨가물 중 몸에 좋지 않은 물질을 걸러내기 위한 노력을 많이 하지만 한계가 있다. 식품첨가물의 영향이 단시간에 나타나는 것이 아니어서 나중에서야 해롭다는 것을 알게 되는 경우도 비일비재하다. 최근 발암물질로 지정된 단맛을 내는 아스파탐, 사탕과 초콜릿을 만들 때 쓰는 이산화티타늄은 꽤 광범위하게 사용하는 식품첨가물이다.

또한 발암물질은 아니라도 건강에 좋지 않은 식품첨가물들이 많다. 베이컨, 소시지, 햄과 같은 가공육의 방부제로 많이 쓰이는 질산염이나 아질산염, 샐러드드레싱이나 디저트 등의 재료가 분리되지 않도록 하는 카라기난, 구운제품, 유제품, 패스트푸드에 많이 들어가는 인산염 등이 대표적이다.

시중에서 파는 가공식품 성분표시를 보면 상당히 많은 식품첨가물이 들어있음을 알 수 있다. 모든 식품첨가물이 유해한 것은 아니지만 많이 섭취하면 해로운 종류도 많으므로 멀리 하는 것이 좋다.

유전자변형(GMO) 식품도 마찬가지이다. 유전자변형 식품은 말 그대로 식품의 생산성 및 질을 높이기 위해 본래의 유전자를 새롭게 조작, 변형시켜 만든 식품이다. 옥수수와 콩이 대표적이고, 유전자변형 옥수수와 콩을 이용해 만든 식품들도 우리 주변에서 쉽게 볼 수 있다.

유전자변형의 해악에 대해서는 찬반논란이 팽팽하다. 하지만 천인지적 관점에서 보면 원래의 유전자를 인위적으로 조작했다는 것은 그만큼 자연의 원리에 위배되는 것이어서 좋게 보기 어렵다.

아직 유전자변형 식품의 안정성이 확실하게 입증되지도 않았는데, 이미 우리나라 사람들은 유전자변형 식품을 너무 많이 섭취하고 있다. 우리나라 유전자변형 식품의 섭취량은 1년에 평균 40~45kg로 전 세계 1위이다.

유전자변형 식품은 2급 발암물질인 글리포세이트에 많이 노출되어 있다. 최근 10년간 한국의 암 발병율이 높아진 데는 이런 유전자 조작 식품의 섭취가 늘어난 것이 일조하지 않았을까 하는 합리적인 의심을 하게 된다. 특히 우리나라는 유전자변형(GMO) 표기에 대한 기준이 낮다. 옥수수나 콩 등의 유전자변형 농축산물과 이를 원재료로 제조, 가공한 후에도 유전자변형 DNA 또는 유전자변형 단백질이 남아있으면 유전자변형식품임을 표시해야 한다. 하지만 식품을 제조, 가공할 때 유전자변형농산물을 3% 이하로 사용했거나 고도의 정제과정으로 유전자변형 DNA나 유전자변형 단백질이 전혀 남아있지 않으면 표기하지 않아도 된다. 소비자가 유전자변형 식품이 들어있는지 없는지를 보고 판단해서 고를 수 있는 선택권조차 없는 실정이다.

이런 이유로 나는 아예 재료 중에 수입 대두단백, 수입 옥수수, 수입 카놀라 등 수입산이 있으면 묻지도 따지지도 않고 거른다. 커피시럽도 유전자변형 옥수수를 사용한 경우가 많아 차라리 설탕을 넣지 시럽은 넣지 않는다. 뿐만 아니라 밖에서 파는 단 맛이 나는 음식들은 웬만하면 다 피하는 편이다. 차라리 순수한 사탕, 초콜릿, 스틱 꿀이 낫다.

가공식품이나 유전자변형 식품이 워낙 광범위해 당장 이런 식품을 하나도 먹지 않기는 어려울 수 있다. 하지만 건강을 되찾으려면 노력해야 한다. 처음에는 한두 가지 종류만이라도 끊어보고, 익숙해지면 조금씩 종류를 늘려가며 가공식품이나 유전자변형 식품 섭취를 최대한 피하는 것이 좋다.

04

체질에 맞는 음식만 잘 먹어도 병이 낫는다

암 환자분들을 위한 식이요법의 대원칙은 먹고 싶은 것을 최대한 즐겁게 잘 먹는 것이다. 암에 걸리면 이 음식은 해롭고, 저 음식은 좋다는 얘기와 정보를 수도 없이 듣는다. 그러다 보니 먹고 싶고, 평소 좋아하는 음식인데도 몸에 나쁘다고 하면 억지로 참고 인내하는 경우가 많다.

음식은 술이나 담배가 아니어서 내가 정말 좋아하고 기분이 좋아지는 음식이 있다면 기본적으로 먹어주는 것이 좋다. 특히 '암 환자에게 붉은 육고기가 해롭다 혹은 탄수화물이 해롭다'와 같은 이야기를 듣고 평소 즐겨 먹던 고기를 끊거나 좋아하는 흰 쌀밥 대신 맛없고 소화도 잘 안 되는 현미밥을 먹는 분들을 보면 무척이나 안타깝다.

암을 예방하고 치료하기 위한 식이요법의 중요한 원리는 체질별로 다르다. 그런데 무분별하게 주변에서 좋다는 식이요법을 본인의 체질에 맞지도 않는데 따라하다가 낭패를 겪는 경우가 많다.

예를 들어 육고기를 끊고 채소 중심의 식이요법으로 호전된 암 환자들이 분명 있다. 이런 분들은 대부분 고기가 체질에 맞지 않고 채소를 많이 먹어야 건강한 태양인이다. 태양인이 아닌 태음인, 소음인, 소양인이 육고기를 끊으면 면역력이 엄청나게 떨어진다.

탄수화물도 무조건 멀리 해야 하는 것은 아니다. 암 환자에게 정제된 탄수화물인 흰 쌀밥이 좋지 않다는 것은 이미 정설처럼 굳어져 있다. 하지만 흰 쌀밥이 소화가 잘 되는데, 암치료 때문에 억지로 먹기도 힘들고 소화도 잘 안 되는 현미밥이나 잡곡밥을 드실 필요는 없다. 특히 4기 이상의 암 환자일 경우에는 더욱 그렇다. 4기 이상이 되면 입맛도 없고 소화력이 떨어져 먹는 양이 줄어들기 때문에 암에 좋고 나쁨을 너무 엄격하게 따지지 말고, 최대한 환자가 좋아하고, 소화가 잘 되는 음식을 잘 먹는 것이 필요하고 중요하다.

체질별로 암 예방 및 치료를 위한 식이요법은 다르다. 각 체질별로 어떤 식이요법이 도움이 되고, 어떤 음식이 체질에 맞는지 안내했으니 참고하기 바란다.

내 체질 알아보기

한의학에서 체질을 구분하는 방법은 크게 사상체질과 팔체질이 있는데, 팔체질은 전문 한의사가 아니면 구분하는 데 한계가 있다. 그래서 여기서는 비교적 간단하고 명확하게 자가진단을 할 수 있는 사상체질을 알아보기로 한다.

사상체질이 처음 국내에 소개될 때 주로 외모와 성격에 초점을 맞춰 구분했다. 예를 들어 키가 작고 마른 체형이며, 얼굴이 갸름하며 얌전하고 온순하면 소음인, 덩치가 크고, 얼굴이 둥글고, 이목구비가 크고 선명하면 태음인, 머리가 크고 목덜미가 실하며 상체는 튼튼하나 하체가 약하면 태양인, 날렵해 보이고, 눈빛이 예리하고 상체의 발육이 좋으면 소양인으로 구분하는 식이다.

하지만 외모와 성격은 사상체질을 구분하는 정확한 잣대가 아니다. 사상체질은 장부의 대소로 나뉜 것으로 장부 반응의 척도인 음식을 먹었을 때의 반응으로 구분해야 한다. 태음인은 간이 가장 크고, 태양인은 폐가 가장 크고, 소양인은 췌장이 가장 크고, 소음인은 신장이 가장 크다. 여기서 크다는 의미는 내 몸에서 다른 장기들과 비례해서 상대적으로, 비율적으로 크기도 크고 기능이 강하다는 것을 의미한다.

음식은 각 장부별로 보충이 되는 에너지가 명백하다. 체질식이의 원칙은 큰 장부에 좋은 음식은 피하고, 약한 장부에 도움이 되는 음식을 먹는 것이다. 예를 들어 간이 큰 태음인은 간을 보충하는 음식을 피하고, 상대적으로 약한 폐를 보충하는 음식을 많이 먹어야 한다. 폐가 큰 태양인이 피해야 할 음식은 폐를 보충하는 음식이고, 좋은 음식은 상대적으로 약한 간을 보충하는 음식이다. 췌장이 큰 소양인이 피할 음식은 속열을 조장하고 소화력을 돕는 맵고 향이 강한 음식들이고, 좋은 음식은 허약한 신기능을 보충하는 해산물 및 해조류 등이다. 췌장이 작고 기능이 약한 소음인이 피할 음식은 성질이 차가워서 소화력이 더 떨어지고 무력해지는 찬 음식들이며, 좋은 음식은 비위를 강건하게 하고 속열을 공급해주는 맵고 따뜻하고 향이 강한 음식들이다.

그렇다면 가장 쉽게 내 체질을 알 수 있는 방법은 뭘까? 어떤 음식을 먹었을 때 내 몸이 편안하고, 어떤 음식을 먹었을 때 내 몸이 불편하고 탈이 나는지를 살펴보면 된다.

제일 중요한 핵심 질문은 '청양고추를 생으로 씹어서 맛있게 먹을 수 있는가?'이다. 맛있게 먹을 수 있고, 속이 편하다면 태음인이나 소음인이고, 청양고추를 잘 못 먹거나 먹을 수 있지만 먹고 나서 가스가 차거나 설사하거나, 매워서 물이나 맥주 또는 아이스크림을 찾으면 태양인이나 소양인이라 볼 수 있다.

크게 양인인지 음인인지를 구분했다면 또 다른 기준으로 세부적인 구분이 가능하다. 일단 태양인과 소양인은 '고기'로 구분할 수 있다. 고기를 먹었을 때 탈이 난다면 태양인, 괜찮으면 소양인이다. 물론 소양인도 고기를 싫어할 수 있고, 태양인이라고 고기를 좋아할 수 있다. 태양인과 소양인을 구분하는 기준은 고기에 대한 선호도가 아니라 고기 먹고 탈이 나는가의 여부이다. 고기를 먹고 속이 불편하거나, 설사를 하거나, 피부가 뒤집어지는 등 탈이 난다면 태양인이다.

태음인과 소음인은 둘 다 고기를 좋아한다. 따라서 차가운 음식이나 맥주 돼지고기 등에 설사 반응이 있는지를 봐야 한다. 만약 모든 육류를 다 좋아하고 잘 소화시키면 태음인, 돼지고기에 취약하고 차가운 음식에 설사 반응이 나타나면 소음인이라 할 수 있다.

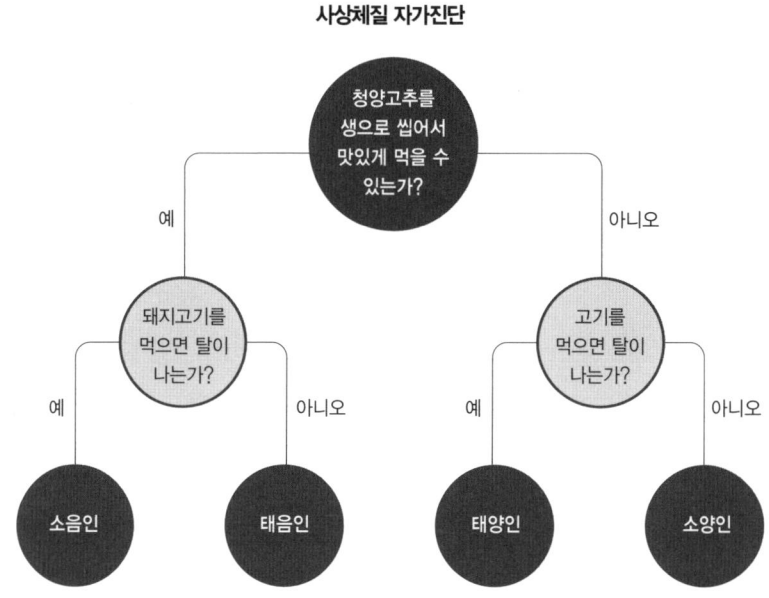

태음인, 육류 중심의 카니보어 식이요법

태음인은 간이 크고 폐가 작다. 간은 축적하는 장기이고, 폐는 소비하는 장기여서 태음인은 다른 사람보다 탄수화물을 덜 먹어도 살이 찌기 쉽고 고혈압, 당뇨병, 고지혈증과 같은 대사증후군이 생기기 쉽다. 따라서 태음인은 최대한 탄수화물을 줄이고 지방 대사산물인 케톤에서 에너지를 얻는 것이 좋다.

체질적으로 태음인은 고기를 좋아하고 채소를 싫어한다. 고기는 소고기, 돼지고기, 닭고기 등 종류를 가리지 않고 좋아하는 반면 잎채소는 음식으로 치지도 않는다. 고기를 워낙 좋아하기 때문에 탄수화물을 아예 섭취하지 않고 육류 위주로 먹는 카니보어 식이요법이 가능한 유일한 체질이기도 하다. 카니보어 식이요법을 하면 자연스럽게 태음인에게 필요한 케톤이 잘 생긴다.

태음인에게 뿌리채소를 제외한 채소는 독이 될 수 있다. 특히 간을 활성화시키는 푸른 잎채소는 피하는 것이 좋다. 원래 간 기능이 좋은 태음인이 지나치게 푸른 잎채소를 많이 먹으면 간이 지나치게 활성화돼 건강을 해치기 쉽다. 태음인 환자 중 건강을 위해 녹즙을 시켜 먹었다가 결석이 생겨 고생한 사례가 여럿 있다.

해산물이나 생선도 태음인과 맞지 않는다. 태음인은 해산물의 물컹거리는 식감부터 싫어하고, 먹으면 설사를 하거나 피부 트러블이 생기기 쉽다. 생선은 연어나 참치, 고등어, 미꾸라지처럼 기름기가 많은 생선은 좋아하고 먹어도 탈이 없지만 담백한 흰살 생선은 체질적으로 싫어해 먹지 않는 편이다.

에너지 축적형인 태음인은 몸을 많이 움직여야 건강하다. 원래도 근육이 발달한 편이라 조금만 운동해도 근육이 잘 만들어진다. 체질적으로는 에너지를 잘 소비하지 못하니 좋아하는 고기를 많이 먹고, 근육운동이나 헬스를 열심히 하면서 땀을 빼야 건강할 수 있다.

신체에서 케톤을 에너지원으로 사용한다는 의미는 체내의 지방을 분해해서 에너지원으로 활용한다는 의미이다. 다만 체내 대사에 문제가 생겨 케톤의 양이 지나치게 많아질 경우에는 케톤산증을 유발할 수도 있고, 체액과 혈액이 산성화되거나 살이 계속 빠지는 부작용이 나타날 수 있으니 주의해야 한다. 그러므로 케톤 수치를 종종 측정하면서 건강한 수치 범위 내에 있는지를 확인하는 것이 좋다. 요즘은 혈당과 케톤을 동시에 측정할 수 있는 개인용 측정기들이 저렴한 가격에 많이 보급되고 있다.

또한 아무리 카니보어에 잘 맞는 태음인이라고 할지라도 암을 예방하고 치료하기 위해서는 꼭 뿌리채소 종류를 먹어주면서 혈액의 PH를 중성이나 약 알칼리로 유지하는 것이 중요하다. 본래 암세포는 알칼리 공간에서 생존할 수가 없다. 그러므로 혈액이 산성화되지 않도록, 혈액과 체액이 약알칼리로 유지하도록 PH를 관리해야 한다. 혈액의 PH는 소변의 PH로 드러나므로 소변으로 간단히 PH 리트머스 종이를 통해서 체크해 볼 수 있다.

 추천음식 닭가슴살, 돼지뒷다리살, 돼지앞다리살, 계란, 당근, 브로콜리, 버섯, 고구마, 견과류, 우엉차

태음인에게 맞는 음식

구분	음식 종류
고기류	소고기, 돼지고기, 닭고기 등 모든 육류
곡류	쌀, 율무, 밀, 수수
채소	당근, 연근, 도라지, 무와 같은 뿌리채소, 고구마, 마늘, 마, 칡 등
과일	배, 사과, 수박, 대추, 딸기
생선류	뱀장어, 고등어, 잉어, 붕어, 미꾸라지
해조류, 해산물	미역
술	맥주
차	커피, 오미자차, 율무차, 칡차, 우엉차
기타	우유, 유제품, 두부, 계란, 녹용, 모든 견과류

태양인, 채소 위주의 베지테리안 식이요법

태양인은 태음인과는 달리 흡수기관인 간은 작고, 소비기관인 폐가 크고, 탄

수화물을 필요로 하는 뇌가 크다. 워낙 소비를 많이 하는 체질이라 다른 체질보다 탄수화물을 많이 먹어도 살이 잘 안 찌고 탄수화물이 남아 염증이나 당독소를 만들 위험도 적다. 따라서 포도당과 케톤을 적절하게 사용하기 위한 탄수화물, 단백질, 지방의 적절한 비율이 소음인이나 소양인에게는 20:30:50인데, 태양인은 기름이나 지방에 대한 의존도가 낮고, 간이 작아 지방을 소화 흡수하는 능력이 떨어지기 때문에 탄수화물, 단백질, 지방의 비율을 50:30:20으로 조절하는 것이 좋다. 지방을 오히려 낮추고 탄수화물의 비중을 50% 혹은 그보다 조금 더 늘려도 괜찮다.

태양인에게는 흰 밥이 보약이다. 태양인들은 장이 길어서 변이 장에 오래 머물게 되고, 곡류의 껍질로 인해 알러지를 유발할 수 있기 때문에 의외로 흰 쌀밥이 가장 좋은 곡류의 원천이 된다.

태양인은 체질적으로 채소를 많이 필요로 한다. 태양인에게 채소는 약이어서 채식 위주의 식사를 하는 것이 좋고, 실제로 태양인들 중에는 채식주의자들이 많다. 채식주의자들 중에도 동물성 단백질은 하나도 먹지 않는 '비건'과 고기는 먹지 않지만 해산물이나 생선으로 단백질을 보충하는 '베지테리안'이 있는데, '비건'은 위험하다. 비건을 고집하다 건강을 잃은 사례가 꽤 많다.

태양인들은 지방이 많은 육고기를 먹으면 탈이 잘 난다. 설사를 하거나 뾰루지가 잘 나기 때문에 육고기는 먹지 않는 것이 좋다. 만약 먹더라도 지방이 적은 담백한 닭이나 기름을 잘 빼서 조리한 오리 정도가 추천할 만하다. 그리고 육고기 대신 체질에 맞는 생선이나 해산물 등으로 단백질을 보충하는 것이 안전하다. 다만 요즘에는 바다가 많이 오염돼 생선이나 해산물이 중금속에 오염되었을 가능성이 있으니 잘 확인하고 먹어야 한다.

　자극적인 음식도 좋지 않다. 매운 음식을 잘 먹지도 못할뿐더러 워낙 에너지를 많이 소비하는 체질이어서 자극적인 음식을 먹으면 에너지 소모가 더 커져 좋지 않다. 운동도 오래 서 있기, 요가 등 정적인 운동과 수영처럼 땀을 많이 흘리지 않는 운동이 적합하다. 특히나 근육을 많이 쓰는 웨이트 트레이닝이나 단기간에 근육의 힘을 쓰게 되는 서킷 트레이닝 같은 운동은 하고 나서 지치고 부담스러울 뿐 태양인에게는 충분한 운동의 효과를 기대하기가 어렵다. 간이 작은 태양인은 근육 역시 발달하지 않은 편이고(肝主筋 간주근 : 근육은 간이 주관한다는 한의학 원리) 근육을 많이 쓰는 것이 부담스러울 수 있기 때문이다.

 추천 음식 　오징어, 조개구이, 생선, 과일샐러드, 포도, 야채주스, 과일주스

태양인에게 맞는 음식

구분	음식 종류
고기류	없음
곡류	쌀, 메밀, 보리, 팥
채소	오이, 푸른잎 채소, 시금치, 고사리, 쑥, 배추, 양배추
과일	포도, 블루베리, 모든 베리류, 복숭아, 바나나, 파인애플, 딸기, 앵두, 모과
생선류	모든 생선
해조류, 해산물	미역, 김, 게, 새우, 굴, 젓갈, 모든 조개류
술	맥주, 와인
차	모과차, 오가피차, 솔잎차
기타	코코아, 초콜릿, 겨자, 후추, 달걀흰자, 오가피

태양인은 간이 작기 때문에 양약이든 한약이든 다른 체질에 비해 해독이 어려울 수 있으니 더욱 더 식이요법이 중요한 체질이기도 하다. 약에만 의존하기보다 체질에 맞는 베지테리안 식이요법을 병행할 때 효과적으로 건강을 회복하고 지킬 수 있다.

소음인, 덜 엄격한 저탄고지 식이요법

소음인은 비위(소화기관)가 작고 신장이 큰 체질이다. 폐와 더불어 신장은 에너지를 소비하는 장기이다. 태양인만큼은 아니지만 소음인도 에너지를 소양인이나 태음인에 비해 많이 쓰기 때문에 저탄고지를 하더라도 탄수화물을 엄격하게 제한하지 않아도 괜찮다.

 신장은 크지만 소화기관이 약해 소음인은 대체적으로 입이 짧고 소화를 잘 못 시켜 체형이 마른 경우가 많다. 하지만 소음인 중에서도 뚱뚱한 사람들이 많다. 태음인이나 태양인은 체질에 맞지 않은 음식을 먹으면 탈이 잘 나지만 소음인과 소양인은 그렇게까지 민감하지는 않다. 물론 체질에 맞지 않는 음식이 건강에 도움은 안 되지만 태음인이나 태양인처럼 바로 탈이 나지는 않는다.

 입이 짧은 소음인도 체질에 맞는 음식은 잘 먹는다. 하지만 찬 음식은 소음인에게 좋지 않다. 따뜻한 음식을 먹으면 잘 소비하지만 찬 음식은 에너지로 못 써서 잘 붓고 찐다. 그래서 소음인은 성질이 찬 음식에 약하다. 소고기는 괜찮은데, 돼지고기만 먹으면 탈이 나는 이유가 돼지고기의 성질이 차기 때문이다. 우유, 밀가루, 오이, 참외 등도 성질이 차서 먹으면 소화가 안 되고 설사를 한다. 따라서 소음인은 찬 음식을 덜 먹는 것만으로도 건강을 지킬 수 있다.

또한 소음인은 청양고추처럼 매운 음식을 먹으면 힘이 나는 체질이다. 소음인 환자가 '청양고추를 먹으면 호랑이 같은 힘이 난다'고 말한 적이 있다. 그만큼 소음인은 매운 음식을 먹어줘야 힘이 나고, 식욕도 북돋워 건강에 도움이 된다. 따라서 겨자, 후추, 계피, 파 등 매운 맛의 향신료가 소음인과 잘 맞는다. 이밖에도 벌꿀, 인삼, 찹쌀 등 소음인에게 맞는 음식들은 대부분 성질이 따뜻하고 열이 나는 음식들이다.

 추천 음식 닭가슴살, 카레, 감자, 사과, 귤피차, 생강차

소음인에게 맞는 음식

구분	음식 종류
고기류	닭고기, 개고기, 염소고기, 소고기
곡류	찹쌀, 현미, 멥쌀, 차조, 콩, 팥
채소	당근, 고추, 파, 시금치, 감자, 옥수수
과일	사과, 오렌지, 귤, 토마토, 망고, 대추
생선류	잉어, 붕어
해조류, 해산물	미역, 김
술	고량주(연태), 위스키, 소주
차	인삼차, 귤피차, 대추차, 유자차, 생강차, 수정과
기타	참깨, 은행, 계피, 겨자, 후추, 카레, 마늘, 생강, 벌꿀, 인삼, 참기름, 비타민B

과일은 소음인이 그리 좋아하지 않은 음식이다. 과일에는 탄수화물(과당)이 많이 포함되어 있지만 소음인은 탄수화물을 엄격하게 제한하지 않아도 되니 사과, 오렌지, 귤처럼 소음인에게 맞는 과일을 적당히 먹어주어도 좋다.

소양인, 엄격한 저탄고지 식이요법

소양인은 소음인과는 반대로 신장 기능이 약하고 비위(소화기관)가 강하다. 비위는 받아들이고 축적을 하는 장기인데다 소양인은 식욕도 왕성해 절제하지 않으면 과식이나 폭식으로 살이 찌기 쉽다. 무엇보다 탄수화물을 많이 섭취하면 당뇨병에 걸릴 위험이 커지니 소양인은 탄수화물을 엄격하게 줄이고, 대신 지방 섭취를 늘려 케톤을 에너지원으로 쓰는 것이 좋다.

소양인은 워낙 소화력이 좋아 체질적으로 반대인 소음인에게 맞는 음식을 먹어도 탈도 잘 안 난다. 다만 체질적으로 몸속에 열이 많아 매운 걸 먹으면 더 열이 올라 컨디션이 나빠진다. 4가지 체질 중 청양고추를 가장 잘 못 먹는 체질이기도 하다. 건강식품으로 알려진 인삼도 열이 많이 나는 음식이어서 소양인에게는 맞지 않다. 나도 소양인인데, 인삼을 먹으면 바로 두통이 생긴다.

소양인에게 잘 맞는 음식은 성질이 찬 음식들이다. 성질이 시원한 돼지고기는 물론 과일도 수박, 참외와 같이 성질이 시원한 여름 과일이 잘 맞는다. 굴, 멍게, 새우, 게, 조개 등 해산물하고도 궁합이 좋다.

소양인은 겨울에도 아이스크림이나 아이스 아메리카노를 즐길 수 있는 체질이다. 몸이 차가운 것을 원하기 때문인데, 찬 음식으로 속을 시원하게 유지해야 건강하다. 반면 피부는 따뜻하게 해주어야 한다. 소양인은 속은 열하고 겉은 냉한 편이라서 겉을 따뜻하게 해주어야 컨디션이 나빠지지 않는다.

과일을 별로 좋아하지 않은 소음인과는 달리 소양인은 과일을 즐기는 체질이다. 하지만 소양인은 당뇨병이 생길 위험이 커서 탄수화물(과당)이 많은 과일을 먹고 싶은 만큼 먹는 것은 좋지 않다. 과일 중 탄수화물 함량이 낮으면서 소양인에게 맞는 배, 수박, 참외, 딸기 등을 적당량만 먹도록 절제하는 것이 더 건강할 수 있는 지름길이다.

 계란, 돼지뒷다리살, 돼지앞다리살, 두부, 두유, 견과류, 콩, 팥, 치즈, 수박, 포도, 오이, 바나나, 샐러드, 고구마

소양인에게 맞는 음식

구분	음식 종류
고기류	소고기, 돼지고기
곡류	멥쌀, 보리, 밀, 메밀, 콩, 팥, 녹두
채소	당근, 무, 오이, 배추, 토란
과일	배, 감, 딸기, 참외, 파인애플, 바나나, 수박
생선류	가물치, 뱀장어, 복어
해조류, 해산물	다시마, 굴, 멍게, 해삼, 새우, 게, 모든 조개
술	맥주, 와인, 데킬라
차	보리차, 녹차, 구기자차, 커피, 결명자차
기타	밤, 들깨, 달맞이꽃종자유, 구기자, 비타민E(토코페롤)

05

암세포가 생존할 수 없는
몸 환경 만들기

우리 몸이 어떤 상태일 때 암이 잘 자라거나 생존하기 어려운지를 알면 암을 치료하는 데 도움이 된다. 암 환자의 몸을 살펴보면 몇 가지 공통점이 있다. 우선 체액과 혈액이 산성인 경우가 많다. 중금속을 비롯한 여러 독소에 중독된 경우도 흔하다. 체온이 조금 낮다는 것도 공통점이다.

왜 암 환자들의 몸에선 이런 공통점이 나타나는 것일까? 그 이유를 알고 몸을 바꾸면 암을 없애고 암세포가 살 수 없는 몸을 만들 수 있다.

체액과 혈액, 알칼리로 만들기

암은 몸 어디에서나 생길 수 있지만 웬만해서는 터를 잡지 못하는 곳이 있다. 바로 소장과 심장이다. 이 두 암은 아주 드물게 생기고, 생기더라도 생명을 위협할 정도로 치명적이지 않다.

소장에 암이 잘 생기지 않는 이유는 무엇일까? 그 비밀은 '알칼리'에 있다. 우리 몸은 태어날 때 약 알칼리 상태인데, 그 상태를 유지할 때 건강하다. 즉, 혈액과 체액의 pH(potential of hydrogen, 수소이온) 농도가 7.35~7.45 정도로 약 알칼리일 때 건강한데, 소장은 pH 농도가 8.2~8.3인 완벽한 알칼리 공간이다.

암세포는 산성화된 몸에서 잘 자란다. 산성화된 몸에서는 암 성장을 부추기는 신호전달물질이 많이 분비될 뿐만 아니라 재발과 전이를 일으키는 암 줄기세포를 유도하는 악성 유전자도 활성화가 잘 된다. 그런데 소장은 pH 농도가 8이상인데다 면역세포도 많이 존재해 암세포가 생존하기 어렵다. 아주 드물게 소장암이 생길 수는 있다. 그러나 회복이 빠르고 예후가 좋다.

몸이 산성화되면 암이 생길 확률이 높아지기도 하지만 반대로 암이 생기면 더 쉽게 몸이 산성화되기도 한다. 우리 몸의 정상 세포들은 대부분 산소를 이용해 미토콘드리아에서 에너지를 만드는데, 암세포는 산소가 있을지라도 주로 혐기성 당분해[3]를 통해 젖산을 만들어 정상세포보다 효율이 16배 낮은 에너지를 만든다. 그리고 젖산을 지속적으로 생산해서 혈액과 체액을 산성화로 만든다.

이렇게 몸이 산성화되면 면역세포들이 암을 제거하는 능력이 저하되고, 암세포가 더 잘 자라고 전이되기도 쉽다. 따라서 암을 예방하고 치료하려면 산성화된 몸을 알칼리로 만들어야 한다.

몸이 산성화되는 이유는 여러 가지이다. 평소 산성 식품을 많이 섭취해서 그럴 수도 있고, 과도한 스트레스가 pH 균형을 깨뜨렸을 수도 있다. 일부 약물과 술이 산성화를 일으키기도 한다. 따라서 산성화를 일으키는 요인들만 없애도 많이 좋아질 수 있다.

무엇보다 식이요법이 중요하다. 우리가 평소 많이 먹는 음식, 곡류, 육류, 생선류, 달걀류는 대부분 산성식품이다. 채소나 과일 등이 대표적인 알칼리성 식품이다. 단백질 음식들이 주로 산성식품이기는 하지만, 산성식품을 줄이기보다는, 알칼리성 식품을 그보다 훨씬 많이 섭취하면 산성화된 몸을 알칼리로 바꾸는 데 도움이 된다.

몸이 건강할 때는 거의 중성에 가까운 약 알칼리성 음식을 먹어도 좋지만 이미 몸이 산성화되었을 때는 강력한 알칼리성 음식을 먹어야 한다. 브로콜리, 시금치, 샐러리, 새싹, 오이, 케일, 콩, 콩나물, 양파, 해조류, 아보카도, 코코넛, 민들레, 호박씨, 토마토 등이 추천할만한 알칼리성 식품이다. 레몬, 라

---

[3] 우리 몸에 흡수된 포도당은 세포질에서 당분해 작용을 거쳐 피루브산으로 변환된다. 피루브산은 미토콘드리아에 들어가 산소를 이용해 에너지를 만드는데 이를 세포호흡이라 한다. 산소가 부족하면 세포질에서 산소없이 당을 분해하는 '혐기성 당분해'로 에너지를 만들기도 하는데, 암세포는 산소가 충분한데도 당분해를 우선적으로 해 '혐기성 당분해'라고 부른다. 혐기성 당분해로 생성된 피루브산은 젖산으로 변해 암세포 밖으로 배출되고, 이렇게 배출된 젖산은 혈액과 체액을 산성화시킨다. 이를 와버그(Warburg) 효과라고 한다.

임, 자몽은 그 자체는 산성식품이지만 신진대사 과정에서 몸을 알칼리화 하는 효과가 있다. 물을 많이 마시는 것도 좋은데, 이왕이면 알칼리수를 마시면 더 효과가 좋다.

몸의 산성도를 알아보는 방법은 간단하다. pH를 측정할 수 있는 테스트지를 이용하면 된다. 온라인 쇼핑몰에서 쉽게 구할 수 있고, 가격도 저렴하다. 이 테스트지로 내 몸의 pH 농도를 알아보고, 알칼리성 식품을 섭취하면서 얼마나 몸이 바뀌었는지 확인할 수 있다. 나는 알칼리성 물을 찾을 때도 이 테스트지를 이용한다. 물에 넣었을 때 짙은 녹색으로 나오면 pH 농도가 8 정도인데, 늘 그 정도 수준의 알칼리수를 마시고, 환자들에게도 권하고 있다.

36.5도 정상체온 유지하기

소장이 완벽한 알칼리 상태여서 암세포가 자라기 힘들다면 심장에 암이 생기기 힘든 이유는 '체온'에 있다. 우리 몸의 정상체온은 36.5~37.2도이다. 체온은 아침에 일어났을 때 가장 낮고, 오후 4~5시경에 제일 높다. 이는 몸 표면을 기준으로 했을 때의 온도고, 몸 속 심부 온도는 37도가 넘는다. 심장의 온도는 이보다도 좀 더 높다. 그도 그럴 것이 심장은 온 몸에 혈액을 내보내고 전신을 돌아온 혈액을 다시 받아들이고 내보내는 활동을 잠시도 쉬지 않고 한다. 그러니 심장이 뜨거울 수밖에 없다. 36.5도 이상에서는 암세포가 살지 못하기 때문에 37도 이상인 심장에서는 암이 발생할 확률이 아주 희박하다.

암 환자들의 체온은 대부분 정상체온을 밑도는 경우가 많다. 암 조직이 생존을 위해 계속 신생혈관을 만들고, 혈액순환을 방해하기 때문이다. 혈액순환이 잘 돼야 산소 공급도 잘 되는데, 암세포는 산소 없이도 잘 자랄 수 있기 때문에 산소공급을 더디게 만들어 자신에게 유리한 환경을 만든다.

일반적으로 체온이 1도 떨어지면 면역력이 30%가량 떨어진다고 한다. 면역력이 떨어지면 암과 싸우기가 더 힘들어지기 때문에 암 환자는 정상체온을 잘 유지해야 한다. 머리와 몸은 말할 것도 없고, 손발도 따뜻하게 관리해주어야 한다.

공간에 내 체온을 뺏기지 않도록 하는 것도 중요하다. 환자들 중 추운 겨울인데도 난방비를 아낀다고 공간을 춥게 하고 지내시거나 가족들이 시원한 공간을 선호한다고 방 온도를 20~21도 정도로 해두는 분들이 있는데, 그래서는 안 된다. 방 온도를 24~25도 정도로 맞춰 몸을 따뜻하게 해주어야 면역력도 좋아지고 신진대사도 높일 수 있다.

특히 소음인은 체질적으로 소화기관이 냉하기 때문에 더욱 조심해야 한다. 소음인 암 환자들은 차가운 음식을 먹으면 몸이 부으면서 혈액순환이 안 돼 체온이 떨어지기 쉽다. 여름에도 에어컨 많이 쐬지 않고 찬물 대신 미지근하거나 따뜻한 물을 마시면서 체온관리를 하는 것이 좋다.

반면 소양인은 속에 열이 많은 편이다. 그래서 겨울에도 아이스 아메리카노나 차가운 음식 또는 음료를 즐겨 마시는데 암 환자에겐 금기사항이다. 아무리 속에 열이 많아도 찬 음료를 많이 마시면 몸이 냉해지고 혈액순환이 안 된다. 여름에도 너무 찬 음식은 체온을 떨어뜨릴 수 있으니 아무리 속열이 있는 소양인이라도 조심하는 것이 좋다.

중금속 해독으로 청정한 몸 만들기

암은 물론 치매와 루게릭과 같은 난치병을 앓고 있는 환자들 중에는 중금속에 중독된 분들이 많다. 중금속을 비롯한 독소가 쌓이면 정상세포를 변형시켜 암이 발생할 수 있다는 것은 많이 알려진 사실이다. 비정상적인 세포들이 자라 덩어리(종양)를 형성해도 독소가 없었다면 암이 아닌 양성종양으로 발현된다. 실제로 암 환자를 대상으로 중금속 검사를 해보면 생각보다 많은 분들에게서 중금속이 검출된다.

중금속에 중독된 경우 제대로 해독하면 많이 호전될 수 있다. 한 예로 루게릭으로 고생하던 환자가 아말감으로 치료했던 16개의 치아를 독성이 없는 재질로 다 바꾸고 호전되었다. 아말감의 주 성분은 수은이다. 수은의 유해성이 밝혀지지 않았던 시절, 환자는 16개에 달하는 많은 치아를 아말감으로 치료했고, 이후 오랜 세월 동안 서서히 수은에 중독돼 루게릭 병이 생겼던 것으로 추정되는 사례이다.

영국 킬 대학의 크리스토퍼 엑슬리 박사는 치매와 알루미늄의 연관성을 밝혀낸 분이다. 알루미늄에 중독된 치매 환자 30명을 대상으로 13주간 매일 1리터 물에 이산화규소 35ml를 희석한 물을 마시게 했더니 3명은 체내 알루미늄 농도가 50% 감소했고, 나머지는 더 악화되지 않았다. 이산화규소를 희석한 물이 알루미늄을 배출하는 데 도움이 된 것이다.

우리 몸은 외부로부터 독소가 들어와도 스스로 해독할 수 있는 능력이 있다. 하지만 유입되는 독소의 양이 너무 많으면 미처 해독하지 못해 체내에 쌓인다. 특히 중금속은 일단 몸에 들어오면 배출이 잘 안 되기 때문에 조심해야 한다.

암이나 난치병이 생겼다는 것은 독소를 제대로 해독하지 못해 이미 우리 몸에 독소가 쌓였다는 것을 의미한다. 따라서 좀 더 적극적인 해독이 필요한데, 그러려면 충분한 미네랄을 공급해야 한다. 마그네슘, 칼슘, 나트륨, 인, 철, 망간, 아연, 크롬, 니켈, 이산화규소, 셀레늄, 바나듐 등이 우리 몸에 필요한 미네랄인데, 그 중에서도 이산화규소와 셀레늄이 강력한 해독작용을 한다. 이산화규소는 우리 몸의 독소를 배출해주는 것은 물론 산화방지 및 환원작용으로 암의 주범으로 알려진 활성산소를 제거하고, NK와 같은 면역세포를 활성화시켜 면역력을 높여준다. 그래서 일본이산화규소의학회에서는 이산화규소를 이용해 암과 자가면역질환을 치료하고 있다.

셀레늄도 이산화규소처럼 면역력을 강화하고 활성산소를 없애주고, 간에서 독소를 안전하게 제거하는 데 도움이 되는 미네랄이다. 간이 해독하는 과정에 관여해 간 기능을 향상하는 데도 영향을 미친다.

이처럼 미네랄은 해독하는 데 없어서는 안 될 영양소이다. 건강할 때는 음식을 섭취하는 것만으로도 우리 몸에 필요한 미네랄을 얻을 수 있지만 암이 생겨 해독이 목적이라면 음식만으로는 부족할 수 있다. 좀더 집중적으로 해독에 필요한 미네랄을 공급해주는 것이 좋다.

내가 환자들을 치료할 때 많이 처방하는 운모가 효과가 좋은 이유는 운모가 해독에 필요한 이산화규소와 셀레늄이 풍부한 미네랄 덩어리이기 때문이다. 운모의 주성분은 규소(Si)와 산소(O2)가 결합된 이산화규소이다. 이 성분이 전체의 62~75%를 차지하고, 나머지는 게르마늄, 셀레늄, 알루미나 등의 다양한 미네랄로 채워져 있다. 중금속 해독에 효과적인 이산화규소가 많아서인지, 운모로 암 환자를 치료해 보면 중금속 배출도 잘 되고, 면역력이 강화돼 암을 치유하는 데 큰 도움이 되는 것을 확인할 수 있다.

결국 해독의 비밀은 '미네랄'이다. 양방의 해독요법으로 킬레이션이 있는데, 이 요법의 해독원리도 본질은 같다. 킬레이션 치료는 Ca-EDTA(Ethylene Diamine Tetra acetic Acid)라는 아미노산 제제와 비타민, 미네랄 등을 포함한 수액을 정맥으로 주입하는 요법이다. 1시간 반에서 3시간에 걸쳐 서서히 주입하면 수액이 온몸을 돌면서 중금속을 잡아내 소변으로 배출시킨다.

요즘에는 땅, 바다, 하늘이 모두 오염되어 있고, 오염도는 날로 심각해져 예전보다 훨씬 더 독소에 노출되는 환경이다 보니 해독의 중요성은 더 커졌다. 그만큼 해독에 필요한 미네랄이 부족하지 않도록 신경 써주어야 암세포가 살 수 없는 청정한 몸을 만들 수 있다.

틀어진 몸의 구조 교정하기

같은 종류의 암이고, 병기도 비슷하고, 동일한 항암제를 사용해도 반응이 다른 경우가 허다하다. 같은 치료를 해도 동일한 조건의 환자에 비해 예후가 좋지 않다면 몸의 구조를 한번 살펴볼 필요가 있다.

몸의 구조에서 가장 중요한 것은 척추와 골반이다. 척추와 골반은 우리 몸의 구조가 무너지지 않도록 중심을 잡아주는 아주 중요한 구조물이다. 척추나 골반에 문제가 생기면 허리와 골반은 당연히 아프고, 우리 몸의 기능을 관장하는 오장육부에도 문제가 생길 가능성이 크다. 척추는 단순히 뼈가 아니라 뇌와 연결되어 오장육부로 이어지는 온갖 신경들이 지나가는 통로이기도 하기 때문이다. 따라서 척추가 틀어지면 신경이 눌리고, 혈액순환이 잘 되지 않아 건강에 적신호가 켜지기 쉽다.

사실 현대인들은 잘못된 생활습관과 자세 등으로 정도의 차이는 있지만 거의 대부분 구조가 틀어져 있다고 해도 과언이 아니다. 구조가 틀어졌어도 정도가 심하지 않으면 큰 불편을 느끼지 못하고 살 수도 있다. 하지만 구조가 많이 틀어지면 질수록 오장육부가 효율적으로 제 기능을 하지 못하고 그로 인해 다양한 질병이 생길 가능성이 커진다.

이처럼 우리 몸의 구조(척추와 골반)와 오장육부의 기능은 서로 유기적으로 연결되어 있다. 따라서 소화가 안 된다든가, 호흡이 어렵다든가, 설사와 변비가 반복되는 등의 기능적인 문제가 생기면 해당 증상만을 치료하는 것만으로는 부족하다. 다행히 구조적인 변형이 없다면 기능치료만으로 호전될 수 있지만 기능치료를 적극적으로 하는데도 차도가 없다면 몸의 구조를 살펴보고 구조적 변형을 바로잡는 치료를 병행해야 완치가 가능하다.

암도 마찬가지이다. 2021년 규모가 큰 유방암 동호회를 대상으로 이벤트를 한 적이 있다. 환자들이 궁금해 하는 것을 무료상담해주고, 차크라와 오장육부 어디가 좋지 않은지를 점검해주는 검진 내용이었다. 당시 꽤 많은 유방암 환자들이 이벤트에 참여했는데, 몸의 구조를 진단한 결과 거의 대부분 골반이 틀어져 있었다.

골반이 틀어지면 우리 몸은 균형을 잡기 위해 흉추도 틀어진다. 골반이 왼쪽으로 틀어지면 흉추는 오른쪽으로 휘는 식이다. 흉추 주변에는 폐, 심장 등의 중요 장기는 물론 유방도 위치해 있다. 골반과 흉추가 틀어지면 신경이 눌리고, 기혈순환이 잘 안 되는 공간이 생길 수 있다. 웅덩이에 물이 고이면 썩듯이 순환이 안 되는 공간이 생기면 종양이 생기기 쉽다. 다행히 몸과 마음에 독이 없으면 양성종양이 되지만 몸과 마음에 발암물질, 중금속, 죽고 싶을 정도의 감정적인 고통과 기억들 등 독이 있으면 암세포가 될 수 있다.

폐암 환자들에게도 구조 변형이 많이 발견된다. 폐암 환자들은 주로 등이 많이 굽어 있다. 엎드려 누웠을 때 쉽게 등이 굽은 것을 볼 수 있는데, 어느 한쪽 등이 더 높거나 등 한 부분이 패인 경우도 흔하다.

꼭 폐암이 아니라도 폐에 문제가 있는 경우 등(흉추)이 많이 틀어져 있는데, 흉추를 바로 잡아주기만 해도 증상이 호전되는 것을 볼 수 있다. 구조를 전문적으로 교정하는 한의사님으로부터 들은 사례이다. 폐암과 폐수종으로 잔기침을 계속하며 고생하던 환자가 있었는데, 흉추 교정을 하고 그 자리에서 바로 기침이 멈춰 환자와 한의사 모두 놀랐다고 한다. 거의 하루 종일 지속되던 잔기침이 흉추 교정으로 그치고, 진료실에 머물던 1시간 동안 한 번도 기침을 하지 않았다고 한다.

몸의 구조가 틀어지면 꼭 암을 비롯한 병이 생기는 것은 아니다. 하지만 어떤 질병을 치료할 때 효과를 배가시키고, 무엇보다 재발을 예방하기 위해서는 틀어진 구조를 바로잡는 것이 중요하다. 구조 중에서도 척추와 골반을 교정하는 것이 핵심인데, 집에서 간단히 할 수 있는 골반 교정 방법이 있다. 물론 변형이 심하면 혼자서 교정하기는 어렵다. 구조(체형)를 전문적으로 잡아주는 추나치료나 도수치료를 받거나 꾸준히 필라테스 전문가의 도움을 받는 것이 좋다.

또한 구조가 틀어지면 근육과 인대도 틀어지면서 유착되고 딱딱해질 수 있다. 이 상태에서는 추나 교정과 함께 약침이나 도침으로 유착된 근육과 인대를 풀어 주어야 한다. 도침은 끝이 칼처럼 생긴 침인데, 다른 침보다는 좀 아프다. 침을 놓을 때 우두둑 소리도 나는데, 유착된 부분을 풀어주는 것이지 근육과 인대를 상하게 하는 것이 아니니 걱정하지 않아도 된다.

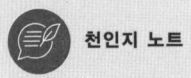 천인지 노트

골반 자가 교정법

골반이나 척추가 틀어졌을 때 바디 타월이나 나무 베개를 이용해 교정할 수 있다. 처음 교정을 할 때는 부드러운 바디 타월을 이용하는 것이 좋다. 골반이나 척추에 갑자기 센 자극을 가하면 무리가 갈 수 있기 때문이다. 또한 일반 수건은 교정을 하는데 필요한 최소한의 높이가 나오지 않으니 사이즈가 큰 전신 바디 타월을 이용한다.

우선 바디 타월을 돌돌 말아 골반과 허리가 만나는 지점에 대고 눕는다. 누웠을 때 통증이 느껴진다면 구조가 틀어진 것이다. 누운 상태로 5~10분쯤 있으면 틀어진 부분에 자극이 가면서 제자리를 잡는다. 이런 방식으로 골반뿐만 아니라 요추(허리), 흉추(등), 경추(목)도 교정할 수 있다.

바디 타월에 익숙해져 더 이상 골반이나 척추에 자극이 가지 않으면 나무베개로 바꾼다. 반원형으로 생긴 나무베개이며 시중에서 저렴한 가격에 쉽게 구할 수 있다. 방법은 바디 타월로 할 때와 동일하다.

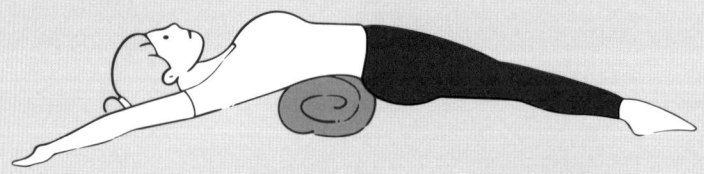

필라테스도 틀어진 구조를 교정하는 데 좋은 운동이다. 필라테스 전문가의 도움을 받으면 좋지만 여건이 허락하지 않는다면 집에서 이용할 수 있는 필라테스 기구를 이용하는 것도 좋다.

스파인코렉터와 볼란스 마사지볼이 대표적인데, 스파인코렉터는 편안하게 누워만 있어도 스트레칭과 구조 교정을 할 수 있는 기구이다. 볼란스 마사지볼도 골반, 엉덩이, 척추를 풀어주는 필라테스 기구이다. 누워서 골반이나 척추 등 틀어진 부분에 놓고 굴리면 굳은 근막과 근육이 풀어지는 것은 물론 틀어진 구조를 바로잡을 수 있다.

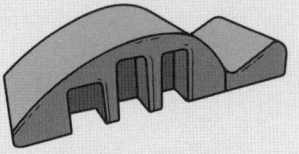
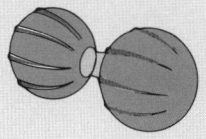

필라테스 스파인코렉터　　　　필라테스 볼란스 맛사지볼

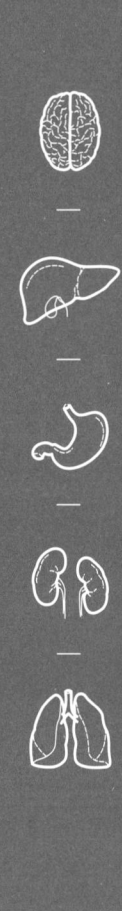

PART
02

인(人)
치 유 법

암을 두렵지 않게 만들어주는 감정의 비밀

01

감정은 힘이 세다

 감정은 천인지 중 인에 해당한다. 인은 때로는 지(몸)와 소통하고, 때로는 천(생각)과 소통하면서 천인지의 조화를 이끌어낸다. 그런데 인이 건강하지 못하면 지와 천을 조율하지 못하고 오히려 지와 천에 휘둘린다. 암 환자들이 부정적인 감정을 많이 느끼고, 부정적인 생각을 많이 하는 것도 이 때문이다.
 몸이 아픈데, 감정이 좋을 수는 없다. 하지만 감정(인)을 어떻게든 끌어올려야 몸(지)을 위한 치료가 잘 되고, 시너지 효과가 난다. 지금껏 암 환자들을 진료하면서 예후가 좋았던 분들을 보면 대부분 인을 위한 치유를 적극적으로 했던 분들이다. 인을 위한 치유만으로 암을 없앨 수는 없지만 인이 건강하면 때로는 기적 같은 일들이 벌어지기도 한다. 꽤 암이 많이 진행된 상태에서도 건강한 인이 치유의 에너지가 되어 회복된 분들이 생각보다 많다.

세 명의 난소암 환자, 결말은 다 달랐다

텍사스 휴스톤의 같은 교회에 다니는 한국 여성 세 명이 난소암 진단을 받았다. 진단을 받은 시기도 비슷했고, 나이도 비슷했다. 게다가 주치의도 같은 사람이었다.

같은 암이라도 환자의 상태와 치료방법에 따라 결과는 달라질 수 있다. 하지만 세 명의 난소암 환자는 나이, 병기, 생활수준 등 기본적인 조건이 비슷하고, 주치의가 같아 거의 동일한 치료를 받았다. 물론 환자의 기본적인 체질이나 성향 등 다른 부분이 있었겠지만 적어도 물리적인 환경은 동일했다.

그럼에도 결과는 크게 달랐다. 한 여성은 안타깝게도 진단을 받은 지 6개월 만에 세상을 떠났다. 다른 한 여성은 2년간 투병하다 세상을 등졌고, 마지막 한 여성은 암을 극복하고 28년을 건강하게 살았다.

비슷한 나이의 한국 여성 세 명이 똑같이 난소암 진단을 받고 같은 의사에게 치료를 받았는데 왜 결과는 그렇게 달랐을까? 난소암을 진단받은 후 세 명의 여성이 암을 대하는 태도와 투병 자세에 답이 있다.

6개월 만에 암이 악화돼 세상과 작별한 여성은 난소암에 걸린 것을 받아들이지 못하고 분노하고 억울해했다. 사실 암과 같은 생명을 위협하는 질병에 걸리면 대부분의 사람들이 처음에는 받아들이지 못한다. '내가 그런 몹쓸 병에 걸릴 리 없다'고 부인하다 '왜 하필 나야?'라며 분노한다. 그 단계가 지나면 '내가 이랬으면 어땠을까' 혹은 '내가 그렇게 하지 않았으면 어땠을까' 가설을 세우며 후회하는 타협의 시기가 오고, 이후 깊은 우울에 빠지는 단계가 온다. 이 모든 과정을 거친 후에야 모든 것을 있는 그대로 받아들이는 수용의 단계에 접어든다. 수용의 단계에 이르러야 비로소 온갖 부정적인 감정을 뒤로 하고 노력하면 나을 수 있다는 희망을 갖게 된다.

부정, 분노, 타협, 우울, 수용의 5단계는 누구나 피할 수 없다. 다만 가능한 한 빨리 수용의 단계에 도달할수록 병을 이겨낼 가능성이 커지는데, 6개월 만에 사망한 여성은 부정과 분노 단계에서 좀처럼 벗어나지 못했다.

2년 만에 세상을 뜬 여성은 암에 걸렸다는 사실은 수용했지만 암을 치료하는 과정에서 의심을 많이 했다. 주치의에게 왜 치료를 받는데도 나아지지 않느냐며 자주 따졌고, 의사를 불신하는 모습을 많이 보였다.

마지막으로 난소암 진단을 받은 후 28년을 살았던 여성은 어땠을까? 진단을 받기 전 2년 동안 그녀는 남편과의 갈등으로 스트레스를 많이 받았다. 남편은 목사였는데, 그녀는 남편이 목사가 되는 것을 원치 않았다. 극구 반대했음에도 남편은 목사가 되었고, 그런 남편이 미워 한동안 따로 살았다. 남편이 있는 곳으로 와서도 남편을 대하는 태도는 달라지지 않았다. 남편이 하는 말을 귀담아 듣지 않았고, 밥도 차려주지 않았다.

그러다 난소암 진단을 받고 달라지기 시작했다. 남편을 이해하려 하지 않고 미워해 난소암에 걸렸다고 생각하고 깊이 반성했다. 자신의 오만한 태도와 불순종을 반성하고 진심으로 엎드려 기도하며 용서를 빌었다.

암 진단을 받을 당시 아이들이 중학생이었는데 '아이들이 대학교에 갈 때까지 딱 5년만 더 살게 해 달라'고 간절히 기도했다. 오만했던 자세를 버리고, 남편의 뜻을 존중한 것은 물론이다. 기도가 통했는지 그녀는 5년을 무사히 넘겼고, 이후에는 삶에 욕심이 생겨 '아이들이 결혼할 때까지 5년만 더 살게 해 달라'고 기도했다. 그렇게 5년씩 늘려가면서 28년을 더 살 수 있었다.

이 세 명의 난소암 환자 이야기는 미국 텍사스 주에 위치한 MD앤더슨암센터에서 30여 년간 암 환자를 치료한 김의신 박사님을 만났을 때 들었던 이야기이다. 당시 나 또한 암 환자 치료를 본격적으로 시작한 때라 세 명의 난소암 환자 이야기는 남다르게 다가왔다.

비슷한 시기에 난소암 진단을 받고, 똑같은 의사에게 같은 치료를 받은 세 여성의 이야기는 결국 마음속에서 들끓는 감정을 다스리지 못하면 결과가 크게 다를 수 있다는 것을 보여준다. 물론 세부적으로 들어가면 세 환자의 조건이나 상태가 다를 수도 있지만 큰 변수가 동일했으니 예후의 차이는 '감정'의 차이였다고 봐도 무리가 없다.

분노와 억울함과 같은 부정적인 감정은 암을 치유하는 데 아무런 도움이 되지 못하고, 오히려 암을 악화시킨다. 물론 처음에는 분노하고 억울해하는 게 당연한 반응이지만 계속 이런 감정을 오랫동안 품고 있으면 우리 몸과 마음은 더 쇠약해지고 암과 대항할 힘을 잃어버린다.

암은 강력한 메시지이다. 죽음에 대한 강력한 메시지이면서 동시에 삶에 대한 강력한 메시지이다. 양면성이 있는 메시지인데, 어느 쪽의 메시지를 더 많이 받아들이는가에 따라 결과는 많이 달라진다. 죽음의 메시지로 받아들이고 억울해하고, 분노하기만 하면 예후가 좋을 수가 없다.

반면 암을 삶에 대한 메시지로 받아들인다면 많은 것이 달라진다. 살아있음에 감사하게 되고, 암을 부르는 부정적인 감정으로 자신은 물론 타인을 괴롭히며 살았던 지난 세월을 반성하게 된다. 그러면 감사할 수 있다. 감사하는 마음은 곧 평온으로 이어지고, 평온한 감정이 오래 마음에 머물면 그만큼 암을 이겨낼 가능성도 커진다.

내가 처음 만난 암 환자의 기적

내가 처음 암 환자를 치료한 것은 2015년이었다. 엄밀하게 이야기하면 암 자체를 치료한 것은 아니었다. 당시 환자는 난소암 진단을 받고 여러 차례 수술을 받으면서 많이 쇠약해진 상태였다. 수술하고 암과 싸우는 것만도 힘든데, 장이 막혀 물도 못 마시고 변을 볼 수도 없어 고생이 너무 심했다. 보통 장폐색은 장, 즉 소장 또는 대장이 부분적으로 혹은 완전히 막히는 병인데, 환자의 경우 장유착에서 장폐색으로 넘어가는 상태였다.

환자와는 같은 교회를 다니고 있어 안면이 있었다. 어느 날 환자 가족이 간절하게 치료를 청했다. 사정이 딱했지만 환자가 한의원에 와서 치료를 받을 수도 없을 정도로 상태가 좋지 않아 왕진이 불가피해 선뜻 대답을 하지 못했다. 그러다 조금이라도 도움이 된다면 치료를 하는 것이 옳다는 생각에 일주일에 두 번 왕진을 다니면서 환자를 치료했다.

다행히 차도가 있었다. 주로 침으로 치료했는데 조금씩 좋아지더니 두 달쯤 되었을 때는 일상생활을 하는데 무리가 없을 정도로 회복되었다. 이후 남편분이 일주일에 한두 번씩 한의원에 데려와 꾸준히 침을 맞았다. 당시 환자의 집은 강남 일원동이었고 한의원은 신촌에 있었는데 그 먼 거리를 마다하지 않고 성실하게 침을 맞으러 오셨다.

환자는 약 2년간 꾸준히 치료를 받아 더 이상 치료를 받지 않아도 될 정도로 몸 상태가 좋아지면서 한의원을 찾지 않았다. 이후 한 3년쯤 지난 어느 날 환자가 다시 한의원을 찾았다. 반가우면서도 혹시 또 아픈 것은 아닌지 걱정스러워 조심스럽게 물었는데, 아니나 다를까 암이 재발했다고 했다.

난소암이 재발해 왼쪽과 오른쪽 대장에 모두 암이 생겼는데, 오른쪽에 생긴 암은 수술로 제거했지만 왼쪽에 생긴 암은 이미 수술했던 부위라서 재수술이 어렵고, 수술을 해도 완전하게 제거하기 힘든 상태여서 손을 대지 못했다. 다행스럽게도 환자가 암이 재발해 한의원을 찾았을 때는 암을 효과적으로 치료할 수 있는 '운모'라는 약이 있었다. 치료 6개월 만에 재발한 암은 완전하게 관해가 되었고, 환자는 지금까지 계속 한약을 복용하면서 재발 없이 건강을 잘 유지하고 있다.

환자를 살린 것은 한방치료도 한 몫을 했겠지만 개인적으로는 환자 자신이 스스로를 구원했다고 생각한다. 지금까지 수많은 암 환자를 봤지만 그 환자처럼 매사에 감사하고 긍정적인 분은 드물었다. 아무리 긍정적인 사람도 아프면 부정적으로 변하기 쉽고, 남을 배려하고 챙기기는 더욱 더 힘들다.

그런데 그 분은 늘 고맙다는 말을 입에 달고 살았다. 침을 놓아도 '고맙다' 하고, 상태가 악화되면 불안해하거나 주치의를 원망할 수도 있는데 '고맙습니다. 제가 더 열심히 기도할게요.'라고 말한다. 좋은 게 있으면 꼭 나누려고 하는 모습을 보면서 그 분의 인성과 배려에 감동하곤 했다. 늘 감사하고 어려운 상황에서도 희망을 잃지 않고 긍정적으로 생각하는 좋은 습관은 분명 암을 이겨내는 데 큰 힘이 되었다고 생각한다.

어떤 사람은 암이 초기여서 상대적으로 수월하게 치유할 수 있었던 것 아니냐고 말할 수도 있다. 하지만 처음 암 진단을 받았을 때 이미 4기여서 병원에서 살 수 있는 확률이 낮다고 했다. 재발도 여러 번 반복했고, 장폐색이 진행되었을 때는 진짜 주변에서 다들 돌아가시는 줄 알았다. 그럼에도 환자는 보란 듯이 이겨냈다.

사람들은 여러 번 암과 싸워 이긴 환자를 보고 대단하다며 놀라워한다. 적절한 치료를 제때 잘 받은 것도 큰 역할을 했겠지만 환자가 암을 대하는 자세가 예후에 큰 영향을 미쳤다고 생각한다. 그 분은 암에 걸렸다고 우울해하거나 불평거나 불안해하지 않고, 남을 탓하거나 분노하고 억울해하는 대신 끊임없이 감사하고 긍정적인 감정을 유지하려 노력했다. 또한 종교적인 신념과 신앙으로 치유되리란 믿음을 가지고 감사하며 기도했던 것이 암을 이겨낼 수 있게 했다고 생각한다. 지금도 그 분은 여전히 감사하고 기도하며 건강하게 지내고 있다.

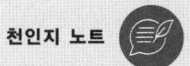

'우울'하면 전이가 잘 된다

수많은 암 환자들을 치료하면서 귀납적으로 체득한 것이 있다. 바로 긍정적인 감정상태를 유지하는 분이 예후가 좋고 재발도 잘 안 된다는 것이다. 반대로 우울이 깊거나 불안, 분노 등 부정적인 감정에 매몰되어 있는 분들은 예후가 좋지 않고 재발의 위험도 높았다.

우울한 감정은 암 발생에 직간접적으로 영향을 미치고, 암 발생 후 생존기간과 예후에도 영향을 미친다는 것은 이미 여러 연구 결과에서 밝혀졌다. 또한 우울이 암이 전이되는 데 영향을 미친다는 연구결과도 있다.

적십자 간호대학과 연세대 간호대학이 2001년 한국학술진흥재단의 지원을 받아 연구한 것에 의하면 '우울'이 암 전이 위험성을 높이는 것으로 나타났다. 연구는 대학병원에서 위암, 대장암, 유방암 진단을 받고 수술 후 항암치료를 받거나 추후관리를 받고 있는 환자 223명을 대상으로 진행되었다. 우선 2002년에 한 달에 걸쳐 223명의 환자들에게 설문지로 정신적 건강상태 및 영적 건강상태와 일반적 건강상태를 파악했고, 의무기록을 통해 현 병력을 조사하였다. 그 후 약 400일 후에 의무기록을 점검하여 그동안 신체상태가 어떻게 변화했는지를 파악했다.

400일 후에 추적조사가 가능했던 환자는 211명으로 그중 전이가 발생한 환자는 49명(22.0%)이었다. 전이가 발생한 환자와 그렇지 않은 환자의 우울과 불안 정도를 비교해 보면 전이발생자의 우울과 불안이 유의미하게 심했다. 결국 우울이 심하고 희망이 낮을수록 암이 전이될 가능성이 높아짐을 알 수 있다.

꼭 전이가 아니라도 우울이 생존률과 사망률에 영향을 미친다는 것도 여러 연구결과에서 밝혀졌다. 뇌종양 수술 후 우울감이 심한 환자의 5년 생존율이 우울감이 심하지 않은 환자에 비해 낮다든가, 조기 유방암 환자의 우울이 심할수록 사망률이 증가한다는 연구 결과가 있다.

이처럼 부정적인 감정이 암을 치료하는 데 방해가 된다는 증거는 많다. 쉽지는 않겠지만 부정적인 감정에 오래 매몰되어 있지 말고, 좋은 감정으로 바꾸려고 노력해야 한다.

02

어떤 감정으로 살지
선택할 수 있다

　흔히 감정은 상황이 가져다주는 결과물이라 생각한다. 기분 좋은 일이 생기면 기분이 좋아지고, 슬픈 일이 생기면 슬퍼진다는 것이다. 상황에 의해 감정이 좌우될 수 있다는 것을 부정하기는 어렵지만 절대적인 명제가 아니다. 똑같은 상황이라도 사람마다 느끼는 감정이 다를 수 있다. 이는 상황이 감정을 불러오는 것이 아니라 스스로 감정을 선택할 수 있다는 것을 의미한다.

　사실 상황과는 다른 감정을 선택하기란 쉬운 일이 아니다. 암 진단을 받았다는 것은 결코 행복한 상황일 수 없다. 그 상황에서 좋은 감정을 선택할 수 있으니 너무 우울해하거나 두려워하지 말라고 하면 서운하거나 화가 날 수도 있다. 하지만 인(감정)을 치유하기 위해서는 감정이 나의 선택으로 바뀔 수 있다는 것을 이해해야 한다.

남들과의 비교로 불행했던 어린 시절

"원장님은 원래 밝고 긍정적인 분이셨죠?"

어느 날 환자가 뜬금없이 물었다. 질문을 받고 오랜만에 어린 시절의 나를 소환했다. 환자는 암 진단을 받고 내내 우울해하며 과연 예전처럼 다시 건강해질 수 있는지 끊임없이 의심하던 분이었다. 부정적인 감정을 안고 살면 병이 잘 치유가 안 된다는 내 말을 귀담아 듣고 나름 열심히 노력했는데도 쉽게 바뀌지 않자 과연 감정이 노력한다고 바뀌겠냐는 회의가 들었던 모양이다. 그래서 내가 밝고 긍정적인 것은 타고난 것이지 않느냐는 질문을 한 것으로 보였다.

"아니에요. 어렸을 때는 엄청 불만도 많고 부정적인 사람이었어요."

"진짜요?"

사실이었다. 어렸을 때 찍은 사진을 보면 하나같이 얼굴에 불만이 가득했다. 그때의 불만은 대부분 외모와 관련이 있었다. 아버지는 눈이 무척 크고 예쁜 분이고, 엄마는 얼굴형이 예뻤다. 그런데 나는 두 분의 예쁜 모습을 하나도 물려받지 못하고, 하필이면 얼굴형은 아빠를, 눈은 엄마를 닮았다.

그 불만은 고등학교를 졸업하고 재수를 할 때 극에 달했다. 부모와 멀리 떨어져 서울에서 혼자 재수를 하는 것은 쉽지 않았다. 고등학생도 아니고, 대학생도 아닌 중간에 어정쩡하게 끼인 느낌부터 싫었다. 어디에도 소속되지 못한 느낌은 왠지 나를 위축시켰고, 가뜩이나 힘든 재수생활을 더욱 힘들게 만들었다.

대학에 진학한 친구들을 보는 것도 괴로웠다. 예쁘게 화장하고, 멋진 옷도 입고, 남자친구를 만나는 모습을 보면 내 처지가 더욱 초라하게 느껴졌다. 가뜩이나 불만이 많았던 나는 재수를 하면서 불만이 더 많아졌고, 그만큼 내 마음은 더 고단해졌다.

그러다 어느 날 결심했다. 더 이상 나를 그 누구와도 비교하지 않기로 말이다. 친구들과 외모나 상황을 비교하다 보니 너무 힘들었기 때문이다. 아무리 비교해도 달라지는 것은 아무것도 없고 더 힘들어질 뿐인데, 그런 비교를 계속 하다가는 삶이 더 불행해질 것 같았다. 더 이상 남과 나를 비교하지 않고, 오직 과거의 나와만 비교하겠다고 결심했다.

내가 남과 나를 비교하지 않겠다고 결정했어도 비교 기능 자체가 사라지는 것은 아니다. 비교는 자동모드다. 내 옆에 슈퍼모델 한혜진 씨가 있다면 나는 당연히 나와 그녀의 키와 몸매를 비교할 수 있고, 인지하게 된다. 중요한 것은 그 다음이다. 나와 그녀를 비교해서 나를 괴롭히는 선택을 하는 것이 아니라, 그녀를 있는 모습 그대로 보고, 그녀의 장점인 몸매를 칭찬해주기로 마음먹는 것이 중요하다.

나 자신은 물론 다른 사람까지 있는 모습 그대로 인정하는 것은 나의 선택이고 결정이고 결단이다. 이렇게 될 때 나는 나에게 만족할 수 있다. 설령 만족하지 못하더라도 나 자신을 사랑하고 인정하고, 그녀로부터 자극을 받아 몸매 비결을 물어보고, 겸손한 자세로 배울 수도 있을 것이다. 과거의 나보다 더 나은 몸매를 가진 나로 변화하겠다는 목적을 갖고 노력하는 것도 가능하다.

반면 내가 과거에 했던 병리적인 비교행위는 나를 비판하고 나의 자존감을 낮추고 위축시켜, 오히려 노력하지도 않게 하며 비교 상대를 질시의 눈으로 보게 만들었다. 나는 그것이 나를 아프게 하고 내 비교대상이 된 상대와도 멀어지게 만드는 사고라고 판단하고 일찌감치 그만하기로 결정했다.

    19세 어린 나이에 비교하지 않기로 결정한 후 더 이상 남과 나를 비교하면서 힘들어하는 일은 없었다. 하지만 그때는 미처 몰랐다. 당시 스스로 비교하지 않기로 결정했던 것처럼 내가 어떤 감정으로 살 것인지도 결정할 수 있다는 것은 한참 시간이 흐른 후에 깨달았다.

나는 행복하기로 결정했다

몇 년 전, 토니로빈스의 비지니스 마스터리 이벤트에 참석하기 위해 미국행 비행기에 몸을 실었다. 이벤트와 함께 앞뒤로 여유를 둬서 여름휴가를 포함한 여행이었는데, 내 내면 깊은 곳에서 하나의 뚜렷한 생각과 감정이 올라왔었다.

    "나는 무슨 일이 있더라도 웨스트팜비치에서 너무 너무 행복한 시간을 보낼 거야"

    그러나 나의 다짐과는 달리 현실은 행복한 일만 있었던 게 아니었다. 회사 일이 복잡하게 꼬여 휴가임에도 밤마다 카톡과 전화로 일을 해야 했다. 기대했던 것도 이루어지지 않은 것이 있어 객관적으로 마냥 좋았다고 보기도 어려웠다. 호텔 멤버십이 제대로 등록이 안 됐고, 렌탈 차도 남아있는 게 별로 없어서 내비게이션이 없는 차를 받았다. 게다가 첫날 비가 와서 쫄딱 비 맞고 고생도 했다. 그러나 그런 일들이 나의 감정을 바닥으로 끌어내리지 않았다. 왜냐하면 나는 비행기 안에서 행복하기로 결정했기 때문이었다.

미국 여행을 마치고 한국으로 돌아갈 때가 되자 이런 생각이 들었다.

"왜 여기서만 행복할 일이지? 앞으로도 평생 나는 행복하기로 결정하고 선택하면 되는 건데?"

그런 생각을 하면서 행복하기로 결정하는 것 역시 19살 나이에 비교하지 않기로 결정했던 것과 결이 다르지 않다는 것을 깨달았다. 삶은 끊임없는 선택과 결정의 연속이다. 나의 건강도 나의 이제까지의 건강상태에 영향을 미치는 모든 먹는 것, 모든 행위들, 운동하는 것과 안 하는 것, 스트레스를 관리하는 것과 안 하는 것 등의 총체적인 선택들의 결과물이다. 재정상태, 건강상태, 관계, 커리어 등 내 인생 모든 것이 이제까지의 나의 선택의 결과인 것이다. 이것을 인정하면 내가 원하는 방향으로 선택을 함으로써 삶을 바꿀 수 있다.

감정도 마찬가지이다. 내 감정도 내 선택이자 결정이다. 감정은 어떤 특정한 외부 자극에 의해 그때그때의 몸과 마음에서 올라오는 반응이다. 이런 감정이 자주 반복되면 지속적인 기분(mood)이 된다. 이 기분이 더 지속되면 상태(state)로 고정된다. 즉, 우울한 감정이 반복되면, 우울한 기분이 형성되고, 그 기분에서 헤어나지 못하고 계속 지속되면 우울한 상태(state)가 된다. 반대로 행복한 감정이 반복되면 행복한 기분을 느끼게 되고, 그게 지속되면 행복한 상태의 사람이 된다. 뿐만 아니라 다른 사람이 행복한 그 사람을 보며 행복의 에너지를 경험하게 된다.

이처럼 감정 자체는 순간의 반응이지만 감정을 관리하지 않고 방치하면 기분이 되고, 더 나아가 고정적인 상태가 된다. 만약 우울하고 부정적인 감정을 관리하지 못해 부정적인 감정이 지속되는 상태가 되면 좋은 일이 있어도 좋은 감정을 못 느끼고 늘 우울하고 두렵고, 화나는 등의 부정적인 감정에 지배당한다.

어떤 감정을 안고 살 것인지는 스스로 결정할 수 있다. 불안하고 우울해하는 사람이 되느냐, 아니면 치유될 수 있음을 믿고 노력하는 사람이 되느냐 중 어느 쪽을 선택하느냐 결단의 차이이다. 늘 불만에 가득 차 있던 내가 지금 180도 달라져 스스로 행복하기로 결정하고 행복하게 살 수 있었듯이 내 감정은 선택할 수 있다. 주변 환경이나 조건이 아니라 나의 선택으로 감정이 결정될 수 있다는 것을 알면 감정을 관리하기가 훨씬 수월해질 것이다.

03

감정을 바꾸는
실전 연습

감정을 바꾸려면 감정을 선택할 수 있다는 것을 경험해야 한다. 감정을 선택한다는 것은 부정적인 감정을 애초부터 차단시킨다는 의미가 아니다. 순간 순간 올라오는 감정을 막을 수는 없다. 하지만 원치 않는 감정이 올라올 때 최대한 빠른 시간 안에 원하는 감정을 선택해 바꿀 수는 있다.

 감정을 바꾸는 방법은 여러 가지다. 그 중에서 검증된 몇 가지 방법을 소개하면 다음과 같다. 물론 처음에는 잘 되지 않을 수 있다. 하지만 원리를 이해하고 여러 번 연습을 반복하면 점차 감정을 바꾸고 관리하기가 쉬워질 것이다.

좋은 감정을 불러오는 나만의 앵커링 주문 만들기

환자들 중에는 특히 더 불안감과 두려움 때문에 힘들어하는 분들이 있다. 병의 중함 때문만은 아니다. 상대적으로 심각한 질병이 아님에도 두려움 혹은 불편한 감정을 이기지 못해 상황을 악화시키는 분들이 있다. 그런 분들에게 나는 두 가지를 물어본다. 하나는 통증의 정도이다. 통증을 0~10으로 구분할 때 어느 정도인지를 묻는다(숫자가 클수록 통증의 정도도 크다). 이때의 통증은 몸에서 느끼는 통증일 수도, 인생에서 경험한 고통일 수도 있다.

통증의 정도를 물어본 다음에는 반대로 가장 기뻤던 순간을 물어본다. 이런 질문을 했을 때 갑작스러워서인지 잘 대답을 못하는 분들이 많은데, 그럴 때는 집에서 찬찬히 생각해보고 다음 진료 때 알려달라고 한다.

기쁨의 순간을 표현하는 방법은 자유다. 말로 상세하게 설명해줘도 좋고, 말로 표현이 어려우면 그 순간과 잘 어울리는 노래나 음악으로 대신해도 좋다. 만약 그 순간을 사진으로 남겼다면 사진을 보여주어도 괜찮다.

가장 고통스러웠던 순간과 가장 기뻤던 순간을 물어보는 이유는 '감정은 선택할 수 있다는 것'을 경험하게 해주고 싶어서이다. 솔직히 나도 내 감정을 내가 선택할 수 있다는 것을 직접 경험해보기 전에는 잘 몰랐다.

2012년에 토니 로빈스의 <네 안에 잠든 거인을 깨워라>라는 책을 보고, 2018년에 드디어 토니가 진행하는 'UPW(Unleash the Power within)'라는 프로그램에 참여한 적이 있다. 토니는 전 세계적으로 유명한 변화심리학자이자 동기 부여 코치인데, 그가 쓴 책에 강한 인상을 받아 직접 만나 더 많은 영감을 받고 싶어서였다.

토니는 감정을 바꾸고 만들 수 있다는 것을 UPW 첫날에 보여줬다. 우선 참석한 2만 명의 사람들이 자기 옆 사람 한 명과 2인 1조로 파트너를 정해서 즐거운 감정과 고통스런 감정을 5단계로 구분해 가장 약한 1단계부터 강도가 가장 높은 5단계까지 표현한다. 짝이 된 사람은 감정을 표현하는 것을 보고, 각각 어떤 표정이었고, 어떤 감정이 느껴졌는지 말해주는 방식으로 진행되었다.

처음에는 아무 일도 없는데 감정을 인위적으로 표현하는 게 가능할까 싶었다. 하지만 해보니 가능했다. 그 자리에서 나는 즐겁고 행복한 감정을 단계별로 몸의 동작과 얼굴 표정의 변화로 표현했고, 고통스럽고 힘든 감정도 단계별로 표현했다. 내가 그 자리에서 그렇게 상반된 감정들을 바로 만들어내는 게 신기했다. 그리고 파트너의 역동적인 모습을 지켜보면서 가만히 있는 나조차도 상대의 감정에 따라 같이 내 감정이 동화되는 걸 느끼면서 감정의 전이 능력을 깨달았다.

다만 나의 경우 긍정적인 감정은 여러 단계로 표현이 잘 되는데, 부정적인 감정은 잘 표현하지 못했다. 긍정적인 감정은 5단계가 아니라 더 쪼개도 표현이 가능한데, 부정적인 감정은 고작 2~3단계조차도 표현하기가 버거웠다. 아마 나처럼 부정적인 감정을 세세하게 표현하지 못하는 분들이 있을 텐데, 굳이 부정적인 감정을 긍정적인 감정과 형평을 맞춰 다양하게 표현해보려 애쓰지 않아도 된다. 여기서 중요한 것은 감정은 여러 색깔과 단계가 있고, 마음먹기에 따라 충분히 선택할 수 있다는 것만 기억하면 된다.

감정을 선택해 빨리 내 마음의 감정 상태를 바꾸는 방법으로 '앵커링'이 있다. 앵커링은 영어로 닻을 의미한다. 마치 닻을 내리듯이 특정한 감정이나 느낌을 특정한 행동이나 소리, 말 같은 신호에 연결시켜 그 신호를 받으면 특정한 감정을 촉발하는 기법으로 이해하면 된다.

돌아보면 이미 자기도 모르는 사이에 앵커링된 것들이 많다. 엄마가 자주 만들어주었던 호박죽을 보면 엄마가 생각난다든가, 특정 노래를 들으면 그 노래를 불러주며 사랑을 속삭였던 사람이 생각난다든가, 남편이 술 취한 목소리로 말하면 술을 과하게 마시고 주정을 부리던 모습이 떠올라 짜증이 나거나 공포심을 느끼는 등 개인의 경험에 따라 다양한 앵커링이 형성되어 있을 것이다.

앵커링도 부정적인 것과 긍정적인 것이 있는데, 굳이 부정적인 감정을 불러오는 부정적 앵커링을 일부러 만들 필요는 없다. 가장 좋았던 순간을 떠올리며 그때의 순간으로 돌아갈 긍정적인 앵커링만 잘 만들면 된다.

가장 좋았던 순간은 '첫 아들이 태어났을 때 아들이 방긋방긋 웃을 때가 가장 가슴 벅차고 좋았다'고 말하거나 '내 집을 장만하고 이사를 했을 때가 가장 감격스럽고 좋았다' 등 저마다의 경험에 따라 다 달랐다. 무엇이든 상관없다. 그때를 생각하면 괜히 미소가 지어지고, 행복한 감정이 마음을 채운다면 그걸로 충분하다.

앵커링을 위한 신호는 말이어도 좋고, 어떤 제스처나 행동이어도 좋다. 예를 들어 몸이 아파 불안하고 짜증나고, 우울할 때 크게 고개를 위아래로 끄덕이며 "괜찮아"라고 말하는 것도 좋은 신호가 될 수 있다. 부정적인 감정이 나를 잠식하려 할 때마다 "괜찮아, 점점 더 좋아질거야"를 외치며 가장 좋았던 순간을 떠올리고 그때의 행복한 감정을 불러오는 패턴이 만들어지면 언제 어디서고, "괜찮아, 점점 더 좋아질거야"를 신호로 빠르게 좋은 감정을 소환

할 수 있다.

몸이 아플 때는 앵커링의 효과가 오래 지속되기 어려울 수도 있다. 애써 좋은 감정을 소환해도 금방 부정적인 감정에 빠져들 수도 있는데, 그럴 때마다 포기하지 않고 앵커링 주문으로 좋은 감정을 불러오려고 노력하는 것이 중요하다.

말을 바꾸면 감정도 바뀐다

환자 중에 유난히 불평불만이 많은 분이 있었다. 몸이 아파서 그런 것인지, 원래 성품이 그랬던지 한의원에 올 때마다 당신을 짜증나게 했던 일들을 쏟아놓는다.

"버스를 탔는데 기사가 갑자기 급정거를 하는 바람에 넘어질 뻔 했어요. 어떻게 그렇게 난폭하게 운전을 하는지 화가 나더라고요"

"우리 남편은 참 몹쓸 사람이에요. 내가 암에 걸려 고생하는데 돌볼 생각은 안 하고 자기 할 일을 다 해요. 이혼을 하던지 해야지, 속상해서 못 살겠어요."

"교회도 열심히 다니고 기도도 많이 하는데, 왜 하나님은 제 기도를 안 들어주실까요?"

불평의 대상이 버스 기사님부터 하나님까지 광범위하다. 모든 것이 마음에 안 들고, 뜻대로 되는 일이 하나도 없으니 말할 때마다 짜증과 신경질이 묻어나온다.

말과 감정은 둘 다 천인지에서 인의 영역으로 색깔이 같다. 그래서 긍정적인 언어를 많이 사용하면 감정도 긍정적일 수밖에 없고, 반대로 부정적인 언어를 많이 사용하면 감정도 부정적으로 흐르게 된다.

부정적인 감정은 몸과 마음을 치유하는 데 아무런 도움이 되지 않는다. 어떻게든 빨리 부정적인 감정을 없애고 긍정적인 감정으로 채워야 한다. 그러려면 말부터 긍정적인 언어로 바꾸어야 한다.

나의 언어습관을 알아야 바꿀 수 있다

유난히 불평불만의 말을 많이 했던 환자는 정작 자신이 부정적인 언어를 습관처럼 뱉는다는 것을 몰랐다. 그 환자처럼 자신이 말할 때 부정어를 많이 사용한다는 것을 모르는 분들이 의외로 많다.

한 논문 연구결과에 따르면 한국어 중 감정을 표현하는 단어는 약 434가지인데, 그 중 긍정적인 어휘는 30%에 불과하다고 한다. '짜증나', '힘들어', '괴로워', '열받아' 등 부정어를 훨씬 많이 사용하는 것으로 나타났다. 그만큼 부정어가 일상어가 되어 스스로 부정어를 많이 사용하는 것조차 인지하기 못하는 사람들이 꽤 많다.

자신의 언어습관을 모르면 말을 바꾸기가 쉽지 않다. 그러니 좋은 감정보다는 부정적인 감정을 많이 느낀다면 평소 자신이 긍정어와 부정어 중 어떤 언어를 더 많이 사용하는지 알아보는 것이 좋다. 가장 좋은 방법은 자신의 말을 녹음해보는 것이다. 녹음을 의식하면 평소 언어 습관이 제대로 나타나지 않을 수 있으니 하루 이틀, 길게 시간을 잡고 녹음해 보면 더 확실하게 언어 습관을 파악할 수 있다.

이렇게 부정적인 언어가 습관이 된 사람들은 그 이전에 무의식적인 생각과 사고 패턴이 부정적인 경우가 많다. 그렇게 반복적으로 부정적인 생각을 하는 패턴이 지속되면 부정적인 믿음이 생긴다. 믿음은 굉장히 강력한 영역이다. 긍정적이든 부정적이든 믿음은 우리의 내면에서 만들어지기도 어렵지만 한번 형성되면 깨기도 어렵다.

그런데 각종 난치질환자들의 부정적인 믿음을 깨뜨려서 병을 치료한 프랑스 약사님이 있다. 그분의 이름은 에밀 쿠에(Emil Coue)이다. 그분이 난치질환자들에게 주는 처방은 '나는 날마다 모든 면에서 점점 더 좋아지고 있다' 라는 문구가 적힌 쪽지가 전부였다. 이 문구를 매일 거울을 보면서 여러 번 반복해서 말하는 것이 그분의 처방이다.

에밀 쿠에 약사님은 그 처방대로 실행해서 낫게 된 난치질환 환자들부터 감사의 편지를 수도 없이 받았다고 한다. 이 보물 같은 말을 날마다 거울을 보고 해보자. 또는 생각날 때마다 수시로 해보자.

> 나는 날마다 모든 면에서 점점 더 좋아지고 있다.
> (Every day, in every way, I'm getting better and better)

말(인)을 바꾸면 무의식(천)에 깊게 박힌 감정패턴이 바뀐다

말과 감정은 그 자체로는 패턴이 없다. 하지만 여러 번 되풀이하면 무의식(천)에 자리를 잡기 시작한다. 반복하면 할수록 천에 더 깊이 각인되면서 감정에 패턴이 생긴다.

무의식 속에 각인된 감정패턴을 바꾸기는 쉽지 않다. 무의식 속에 각인되

없다는 것은 일종의 습관처럼 의식하지 않아도 자동으로 감정패턴이 나타나는 것을 의미하기 때문이다. 하지만 오래된 습관처럼 무의식 속에 자리 잡은 감정패턴은 영원불변한 것이 아니다.

무의식 속에 감정패턴이 자리 잡는 과정을 생각해 보자. 예를 들어 쌀국수를 먹다 고수를 씹어 진한 고수 향을 맡으면 후각을 통해 입수된 정보는 순식간에 신경을 타고 천의 영역인 뇌에 전달된다. 만약 이전에 고수를 먹고 고수의 강한 향이 싫어 식사를 중단했던 경험이 있다면 천(뇌)은 순식간에 예전의 경험을 떠올려 인(감정)과 지(행동)에 신호를 보낸다. 즉 한편으로는 '앗, 이거 고수잖아, 고수 싫어하는데, 왜 고수가 들어있는 거지' 생각하며 불쾌한 감정(인)이 올라오게 하고, 다른 한편으로는 젓가락으로 고수를 빼놓고 쌀국수를 먹거나 더 입맛이 떨어졌다면 아예 젓가락을 내려놓는 행동(지)을 하게 만든다.

반대로 고수를 좋아하는 사람이라면 고수가 든 쌀국수를 맛있게 먹은 경험이 있을 것이다. 이런 경우 천에 기억된 감정패턴은 다르다. 고수를 씹으면 그 향에 기분이 좋아지고, 쌀국수가 더욱 맛있게 느껴져서 즐겁게 식사를 할 것이다.

이처럼 패턴화된 감정을 결정하는 것은 경험의 차이이다. 따라서 경험을 재구성하면 패턴화된 감정 역시 바꿀 수 있다.

그렇다면 어떻게 천에 자리 잡은 경험을 재구성할 수 있을까? 천인지는 서로 영향을 주고받는다. 천이 인과 지에 영향을 미치기도 하지만 반대로 인이 지와 천에 영향을 미치기도 한다. 말과 감정은 같은 인이다. 말과 감정 중 더 빨리, 쉽게 바꿀 수 있는 것이 말이다. 아무리 감정을 선택하는 것이라 해도 고수의 향이 싫어 짜증이 났을 때 바로 기분 좋은 감정을 선택해 고수를 좋아하기는 어렵다. 하지만 말은 바꿀 수 있다. 고수를 싫어하는 감정을 뒤로 하고 "음. 고수 향도 나쁘지 않네"와 같이 말하는 것은 감정을 바꾸는 것보다 쉽다. 따라서 말을 바꾸는 것이 천을 바꾸고, 패턴화된 감정을 바꿀 수 있는 가장 빠른 길이다.

이미 무의식속에 패턴화된 감정을 새롭게 구성하려면 우선 자신이 원하는 모습이 무엇인지부터 성찰해야 한다. 자꾸 엇나가는 자식 때문에 화병이 난 엄마가 있었다. 해야 할 공부는 하지 않고 춤에 미쳐 있는 아들을 보고 있노라면 가슴이 벌렁거리고, 숨이 잘 쉬어지지 않을 정도로 화가 났다. 이제는 아들 얼굴만 봐도 짜증과 분노가 밀려와 저절로 험한 이야기가 튀어나온다. 매일 화내고 험한 말 하는 엄마를 싫어하는 것은 아들도 매한가지이다. 아들도 엄마를 보면 저절로 얼굴을 찌푸리고 방어태세에 돌입한다.

엄마가 진심으로 원하는 것은 무엇일까? 아들이 마음에 들지 않지만 그렇다고 계속 아들과 척을 지고, 서로 미워하면서 살고 싶지는 않다. 아들이 잘 되었으면 하는 마음에 잔소리도 하고, 험한 말도 하는 것이지 아들과 연을 끊고 남처럼 사는 것은 상상조차 할 수 없다. 결국 엄마가 원하는 것은 아들과 잘 지내는 것이다. 아들에게 짜증과 화를 내는 엄마가 아니라 아들에게 도움이 되고, 아들이 의지할 수 있는 엄마가 되고 싶은 것이다.

아들 때문에 화병이 난 엄마 환자에게 아들과 잘 지내기를 바란다면 말부터 바꿔보시라 권했다. 습관적으로 내뱉었던 "내가 너 때문에 살 수가 없다", "도대체 넌 커서 뭐가 되려고 그러니?"라는 말 대신에 "우리 아들, 아이돌처럼 춤 잘 추네", "춤출 때는 참 행복해 보인다"와 같이 최대한 긍정적인 시선으로 아들을 바라보고 긍정적인 말을 해보라고 했다.

엄마는 처음에는 마음은 여전히 아들이 춤보다는 공부를 하기를 바라면서 춤에 대해 좋은 말을 하기가 어색하다고 했다. 또 말만 바꿨다고 뭐가 달라지겠느냐며 회의적인 반응을 보였다. 하지만 다시 내원했을 때 엄마는 놀랍다는 듯이 자신과 아들의 변화에 대해 이야기했다.

"원장님. 가는 말이 고와야 오는 말이 곱다는 말이 맞았어요. 아들이 학교 갔다 오자마자 또 자기 방에서 음악을 틀어놓고 춤을 추는데 화가 나더라고요. 하지만 어떻게든 아들을 이해해보자 마음을 고쳐먹고 "춤 잘 추네 우리 아들"이라고 말했어요. 빈정거리는 투가 아니라 진심을 담아서. 그랬더니 아들도 "그치, 나 춤 잘 추지"라고 말하며 자기가 왜 그렇게 춤을 좋아하는지 이야기해주더라고요. 아들 얘기를 듣다 보니 아들이 공부하기 싫어 춤을 추는 것이 아니라 정말 춤을 좋아하고, 춤을 진지하게 생각한다는 것을 알게 되었어요. 이후 신기하게 아들 얼굴을 봐도 예전처럼 화가 치밀지 않더군요."

아들 얼굴만 보면 공부는 안 하고 춤추는 모습이 연상되면서 짜증과 분노가 치밀어 오르던 감정패턴이 말을 바꿔 아들과 좋게 대화하고 이해하는 경험을 하면서 새롭게 재구성된 것이다. 물론 새롭게 재구성된 감정패턴이 천의 세계(무의식)에 완전히 자리 잡기까지는 시간이 걸린다. 처음 언어를 긍정적으로 바꿔 패턴화된 감정이 변화했어도 아들이 춤을 추는 것을 진정으로 받아들이지 못하면 언제든 기존에 프로그래밍 되어 있던 짜증과 분노라는 감정의 패턴이 작동하기 때문이다.

분노와 짜증의 감정패턴이 작동하려고 할 때마다 자신이 원하는 모습을 생각하고, 말을 바꾸자. 그러면 무의식에 자리 잡은 기존의 감정패턴 대신 새로 재구성한 감정패턴이 무의식에 온전히 자리를 잡게 될 것이다.

감정 에너지 레벨, 최소한 200 이상 끌어올리는 방법

사람은 저마다 뿜어내는 에너지의 파동이 다르다. 에너지는 기운을 북돋우는 긍정적인 에너지와 반대로 기운을 다운시키는 부정적인 에너지가 있다. 보기만 해도 기분이 좋아지는 사람에게선 십중팔구 밝고 긍정적인 에너지가 나올 것이다. 같이 있으면 왠지 우울한 느낌이라면 아마도 부정적인 에너지를 갖고 있는 사람일 가능성이 크다.

이러한 에너지의 수준을 숫자로 명쾌하게 구분한 분이 있다. 바로 정신과 의사이면서 세계적으로 추앙받는 영적 지도자인 데이비드 호킨스 박사이다. 그는 인간의 의식을 빛의 밝기를 측정하는 '룩스(LUX)'라는 단위를 사용해 의식지도를 만들었다. 인간의 의식상태를 20~1,000룩스까지 구분하고, 각각의 의식상태에 따라 감정과 행동, 말이 어떻게 달라지는지를 도표로 제시했다. 의식상태는 평화, 기쁨, 사랑, 용기, 분노, 두려움, 슬픔, 무기력 등 감정상태를 나타내는 키워드가 대부분이어서 의식레벨을 감정 에너지 레벨로 보아도 무방하다.

의식지도를 보면 사람에게 긍정적인 에너지를 주는 레벨은 200 이상이다. 200 이하는 오히려 사람을 약하게 만든다. 내가 진료한 암 환자들의 감정 에너지 레벨은 대부분 75~150 사이였다(분노 150, 두려움 100, 슬픔 75). 잘못한 것도 없는데 왜 암이라는 몹쓸 병에 걸렸는지 분노하고, 암 때문에 목숨을 잃을까봐 혹은 정상적으로 생활하기 어려울까봐 두려워하고, 한없이 슬퍼한다.

비록 200에는 못 미치지만 감정 레벨이 75~150일 경우 조금만 노력하면 200 이상으로 감정 에너지를 끌어올릴 수 있다. 특히 병이 나기 전에는 감정 레벨이 200 이상이었다가 아프면서 200 밑으로 떨어진 것이라면 더 걱정할 것이 없다. 몸이 좋아지면서 자연스럽게 에너지가 올라가기도 하고, 감정을 잘 관리하는 것만으로도 에너지를 끌어올릴 수 있기 때문이다.

감정 에너지 레벨이 50 이하이면 혼자만의 힘으로는 에너지를 끌어올리기가 어려울 수도 있다. 우선, 가장 낮은 에너지 수준인 20의 핵심 감정은 수치심이다. 이 수준은 아주 위험하다. 비참하고 창피한 나머지 '차라리 이 세상에서 없어져 버릴까?' 라는 극단적인 생각을 하고, 실제 행동에 옮길 수도 있는 레벨이다.

수치심 바로 위 레벨인 죄책감(30)도 심각하게 경계해야 할 감정이다. 죄책감은 비난과 학대로 표현된다. 죄책감을 남 탓으로 돌리거나 자기에 대한 혐오로 힘들어하기도 한다.

에너지 레벨 50인 무기력은 무감정으로 어떠한 자극에도 반응하지 않는 무덤덤한 상태이다. 한마디로 희망을 잃고, 될 대로 되라는 자포자기 상태라고 말할 수 있다.

수치심, 죄책감, 무기력은 단순하지 않은 감정이다. 다른 문제는 없는데, 다만 암에 걸렸다는 것만으로 에너지 레벨이 이 단계로 떨어지지도 않는다. 오히려 그 반대일 가능성이 크다. 50이하의 낮은 에너지 레벨에 머물면서 고통스러운 감정과 죽고 싶은 감정상태를 꾸준히 경험하다 암이 생겼을 수도 있다.

어떤 이유에서든 에너지 레벨이 200 이하면 삶이 힘들고 우울할 수밖에 없다. 최소한 200에는 도달해야 변화가 시작된다. 에너지 레벨 200은 부정이 긍정으로 바뀌는 일종의 전환점이라 할 수 있다. 200은 되어야 새로운 일에 도전하고 변화를 감당할 수 있는 힘이 생긴다. 암 환자라면 슬픔과 분노에서 벗어나 비로소 암을 제대로 보고 이겨내기 위한 노력을 하게 되는 시작점이 200인 셈이다.

그렇다면 어떻게 해야 에너지를 200 이상으로 끌어올릴 수 있을까? 의식지도를 만든 호킨스 박사가 제안하는 방법은 여러 가지이다. 우선 기도, 명상, 마음 관찰을 들 수 있다. 이는 모두 영적인 수준과 관련이 있는데, 기도, 명상, 마음 관찰 등을 통해 자신의 내면과 소통하면서 의식수준을 높일 수 있다고 제안한다.

좋은 환경을 접하는 것도 에너지 레벨을 높이는 데 도움이 된다. 에너지 레벨이 높은 좋은 사람을 만나고, 음악과 미술과 같은 예술을 접하거나 인식을 넓히고 의식을 높일 수 있는 공부를 하는 것도 좋다.

긍정적인 말을 하고, 긍정적인 삶의 태도를 갖고, 사랑과 헌신, 친절과 같은 긍정적인 행동을 실천하는 것도 중요하다. 인간의 의식이라는 것이 결국 가치관, 말, 행동으로 이어지기 때문이다. 천인지 관점에서 보면 가치관은 천, 말은 인, 행동은 지에 속하는데, 천인지는 늘 서로 연결돼 영향을 주고받는다.

이 모든 것은 결국 '감정'과 연결된다. 기도와 명상을 하고 예술을 접하고, 긍정적인 말과 행동을 하다 보면 내 마음이 긍정적인 감정으로 채워진다. 현재 나를 지배하는 감정 상태는 곧 에너지 레벨과 직결되기 때문에 긍정적인 감정이 많아질수록 에너지 레벨도 자연스럽게 올라갈 수 있다.

데이비드 호킨스가 수십 년간 수많은 사람들을 대상으로 테스트한 결과를 바탕으로 인간의 의식수준을 분류한 '의식지도'

내용	의식의 밝기(LUX)	의식의 상태 (Level)	감정상태 (Emotion)	행동 (Action)	말
긍정적 의식/ 전체의식 ● 신뢰와 조화/비전 일체화 ↑ POWER 사람에게 힘을 주는 긍정적인 에너지 ↓	700~1,000	깨달음	언어 이전	순수의식	
	600	평화	하나/축복	인류공헌	우리는 모두 하나입니다.
	540	기쁨	감사/고요함	축복	무심코 웃음이 납니다. 고맙습니다. 감사합니다.
	500	사랑	존경	공존	우리 같이 해요. 사랑합니다. 네가 자랑스럽다. 널 사랑한다.
	400	이성	이해	통찰력	널 진심으로 이해한다. 해결방법을 함께 찾아 보자꾸나.
	350	수용/포용	책임감	용서	그래. 그럴 수도 있지. 그것도 좋은 거야. 뒷일은 내가 책임질게
	310	자발성	낙관	친절	제가 한번 해보겠습니다. 그래도 다행이네요. 무엇을 도와드릴까요?
	250	중립/중용	신뢰	유연함	양쪽의 얘길 다 들어보고 결정하자. 가치관이 서로 다르잖아.
	200	용기	긍정	힘을 주는	넌 정말 못하는 게 없구나. 넌 잘 할 수 있어. 무엇을 하든 최선을 다하면 되는 거야.

↑ FORCE 사람을 약하게 만드는 부정적인 에너지 ↓ 부정적 의식/ 개별 의식 조화 부재/분열과 갈등	175	자존심/ 자만심	경멸	과장	절대 질 수 없어. 내가 최고야. 넌 그 정도밖에 못해? 에이~ 존심 상하네. 내가 왕년에는 말이야
	150	분노	미움	공격	내가 이렇게 하지 말라고 그랬잖아. 똑바로 해. 으이그~ 저 사람은 보기도 싫어, 확~ 그냥
	125	욕망	갈망	집착	저것을 꼭 내 것으로 만들어야지. 이번에는 꼭 1등을 해야 해
	100	두려움	근심	회피	어휴~ 이것을 어떻게 하지? 나 이거 잘 못해. 저 사람이 더 잘해. 저 사람 시켜! 난 싫어 너나해
	75	슬픔	후회	낙담	그때 좀더 잘할 걸. 내 신세가 이게 뭐야
	50	무기력	절망	포기	난 이제 더 이상 못해. 내 한계야. 에이~ 될대로 되라지.
	30	죄의식	비난	학대	너 때문에 이렇게 됐잖아? 병신같은 놈. 나는 정말 왜 이럴까.
	20	수치심	굴욕	잔인함	으이그~ 비참하다. 어휴~ 쪽팔려. 차라리 없어져 버릴까?

04

인정, 비우기, 채우기
3단계 감정치유법

몸(地)은 아프면 알아차리기가 감정보다는 상대적으로 쉬운 편이다. 손을 다치면 손이 아프고, 음식을 잘못 먹으면 배가 아픈 것처럼 몸에 탈이 났다는 분명한 신호를 보내는 경우가 대부분이기 때문이다. 신호를 인지하고 그에 맞는 적절한 치료를 하면 몸은 대부분 치유된다.

감정(人)은 조금 다르다. 화가 나면 심장박동이 빨라지거나 소화가 잘 안 되는 것처럼 감정도 분명한 신호로 문제가 있음을 알려준다. 문제는 신호를 받고도 상처받은 감정을 적절하게 치유하지 않거나 아예 그런 감정을 알아차리지도 못하거나 무시한다는 데 있다. 스스로 자기 감정을 부정하면서 방치하면 할수록 감정에 난 상처는 더 깊은 골이 패이게 된다.

아픈 감정을 치유하는 과정은 인정, 비우기, 채우기 3단계로 이루어져 있다. 각 단계별로 감정을 이해하고 관리하는 방법을 알아두면 도움이 될 것이다.

1단계. 내 감정을 있는 그대로 인정하기

한의사로 20년 넘게 환자를 치료하면서 늘 '치유의 원리와 법칙'이 궁금했다. 꽤 오랫동안 노력해 찾은 답은 참 단순했다. 바로 '나 자신을 있는 모습 그대로 인정하고 존중하고 사랑하는 것'이었다. 내가 나를 어떻고 보고 있는가는 그대로 감정으로 드러나기 때문에 '나 자신을 있는 모습 그대로 인정하고 존중하고 사랑하는 것'은 '내 감정을 그대로 인정하고 존중하고 사랑하는 것'과 일맥상통한다.

스스로에게 '과연 나는 내 감정을 얼마나 알고 있고, 있는 그대로 인정하는가?' 질문을 던져보자. 많은 사람이 자기도 모르는 사이에 자기감정을 속인다. 물론 이는 스스로를 보호하기 위한 방어기제일 수 있다.

특히 의지가 강한 사람일수록 자기감정을 있는 그대로 인정하지 못하고 부정한다. 예를 들어 여러 가지 일로 너무 힘들어 견디기 힘든데도 "아니야, 이까짓 일로 힘들어한다는 게 말이 안 돼. 난 우울하지 않아, 괜찮아"라며 애써 자신의 감정을 외면하는 식이다. 동기가 어떻든 그런 식으로 자꾸 자기감정을 부정하거나 외면하다 보면 자신조차 자기의 감정이 어떤지 모르게 될 수 있다.

아픈 감정을 치유하려면 내 안에 있는 감정을 인정하는 것부터 시작해야 한다. 다시 한 번 스스로에게 질문을 던져보자.

지금 나는 어떤 감정을 느끼고 있는가?

요즘 내가 가장 많이 느끼는 감정은 무엇인가?

그리고 그런 감정을 느끼는 이유는 무엇인가?

내 감정을 인정해주는 것이 먼저

평소에는 감정상태가 좋았던 분들도 예외는 아니다. 몸과 마음이 연결되어 있다 보니 몸이 아프면 당연히 감정이 요동을 치는데, 평소와는 다른 자신의 감정의 파동에 놀라고 낯설어할 수 있다.

부모님은 물론 동네 어르신들의 특별한 기도로 태어나 충분한 사랑을 받으며 성장한 환자가 있었다. 부족함이 없이 자라 그런지 성격이 밝고 긍정적이었다. 게다가 추진력도 좋아 하는 일마다 성공을 거둬 40대 중반의 나이에 이미 상당한 자산가로 자리 잡았다.

하지만 암 진단을 받고 많이 변했다. 매사 긍정적이었던 사람이 일어나지 않은 일을 미리 상상하며 불안해하고, 어쩌다 자신이 암에 걸렸는지 모르겠다며 억울해했다. 그러면서도 암에 걸렸다고 한순간에 무너져버려 늘 불안해하고 부정적인 생각만 하는 자신이 한심하고 싫다며 자책했다.

부정적인 감정보다 더 나쁜 건, 자신을 부정하고 싫어하는 것이다. 아프면 당연히 감정도 아프기 마련이다. 평소에는 경험하지 못했던 낯선 감정이라도 그 역시 소중한 나의 감정이다. "아, 이런 감정을 느낄 정도로 아프구나.", "내가 아파서 불안하고 우울하구나" 있는 그대로 나의 감정을 알아차려주는 것이 먼저다. 그런 다음 너무 오래 부정적인 감정이 지속되지 않도록 힘들더라도 조금씩 노력하는 것이 중요하다.

쓸데없는 감정은 없다

분노, 미움, 우울, 짜증 등과 같은 부정적인 감정이 몸과 마음을 아프게 하는 것은 맞다. 그래서 사람들은 '부정적인 감정'을 없애버려야 하는 나쁜 감정이라 여기는 경향이 있다.

하지만 아무짝에도 쓸모없는 감정이란 없다. 부정적인 감정이든, 긍정적인 감정이든 모든 감정은 저마다의 효능을 갖고 있다. 이를 잘 보여준 영화가 〈인사이드 아웃〉이다. 픽사에서 제작해 2015년에 방영했던 영화인데, 한 소녀의 머릿속에 사는 다섯 감정들이 어떻게 감정을 만들어내는지를 흥미롭게 보여주어 호평을 받았다. 개인적으로는 인사이드 아웃의 다섯 가지 감정이 한의학에서 말하는 감정과 동일해 더욱 감탄하며 보았던 영화이기도 하다.

영화에 등장하는 감정은 슬픔이(肺,폐), 버럭이(肝, 간), 소심이(脾, 비), 까칠이(腎, 신), 기쁨이(心, 심장) 다섯 가지이다. 다섯 가지 감정 중 리더 역할을 하는 감정은 '기쁨이'이다. 기쁨이는 이름처럼 모든 것을 기쁘고 즐겁게 해결하려는 감정인데, 한의학에서도 가장 중요한 장기인 심장과 연결된 감정이 '기쁨'이다. 심장이 멈추면 곧 생명이 끝나는 것이기 때문에 심장을 한 나라의 임금과 같은 존재, 군주지관(君主之官)이라 말한다. 그런 심장이 기쁨을 관장하니 사람이 기본적으로 기쁨을 추구하며 행복하게 살려고 하는 것은 당연하다.

영화는 11살 라일리가 이사를 가면서 여러 감정을 느끼면서 혼란스러워 하는 것으로 시작한다. 기쁨이(심장)는 처음에는 라일리의 기분을 계속 우울하게 만드는 슬픔이가 문제라고 생각하고, 슬픔이가 활동하지 못하게 막는다. 하지만 가출한 라일리가 가족의 소중함을 깨닫고 다시 돌아오게 하는 데는 슬픔이의 역할이 컸다. 슬픔이 덕분에 가족과 함께 하는 시간이 얼마나 기뻤는지를 알 수 있었으니 기쁨이 못지않게 슬픔이도 소중한 감정임이 틀림없다. 다른 사람을 이해하고 공감하고 사랑할 수 있는 것도 슬픔이 덕분이라 할 수 있다.

소심이(비장)는 걱정, 두려움과 같은 감정을 컨트롤한다. 아마 이런 감정을 자주, 많이 느끼고 싶어 하는 사람은 없을 것이다. 하지만 두려움과 걱정은 안전하게 살거나 생존하기 위해 꼭 필요한 감정이다. 이런 감정이 있기에 위험을 예상할 수 있고, 깊고 다양한 생각을 통해 준비하고, 어려움에 대응, 방어할 수 있다.

버럭이(간)는 이름에서 느껴지는 것 그대로 화, 분노의 감정을 대변한다. 분노는 파괴력이 엄청난 감정이고, 대표적인 부정적인 감정 중 하나로 치부되지만 순기능도 있다. 화가 나는 상황에서는 화를 내는 것이 건강하다. 분노가 치밀어 오르는데도 감정을 꾹꾹 눌러 참으면 오히려 병이 나기 쉽다. 암 환자들 중 상당수가 오랫동안 화나 분노를 억누르며 산 분들이 많은 것을 보면 화 자체가 위험하다기 보다는 화라는 감정을 제대로 풀지 못하고 억누를 때 몸과 마음이 병든다는 것을 알 수 있다.

마지막으로 까칠이(신)는 취향과 기호가 확실한 캐릭터이다. 싫어하는 것에 예민하게 반응하고 심하면 혐오, 경멸과 같은 감정을 부른다. 무언가를 혐오하거나 경멸하는 것은 나쁜 일인 것 같지만 이 또한 두려움처럼 스스로를 보호하는 데 중요한 역할을 하는 감정이다. <인사이드 아웃>에서도 기쁨이가 까칠이의 역할을 '육체적, 사회적으로 병드는 것을 방지하는 것'으로 정해놓았다.

〈인사이드 아웃〉을 보면 기쁨이를 제외하면 슬픔이, 소심이, 까칠이, 버럭이는 부정적인 감정으로 보인다. 부정적인 감정 자체가 나쁜 것은 아니다. 모든 감정은 그 자체로 소중하다. 다만 부정적인 감정, 어느 특정 감정이 너무 오랫동안 마음을 오래 차지하고 있는 것이 문제일 뿐이다.

소중한 사람을 잃었을 때 슬퍼하는 것은 자연스러운 일이다. 억울한 일을 당하면 화가 나고, 분노하기 마련이다. 일이 잘 풀리지 않을 때 짜증이 나거나 무언가 새로운 일을 시작하려 할 때 걱정되고 불안한 것도 당연하다. 그런데 우리는 긍정적인 감정이 아닌 부정적인 감정이 생기면 큰일이라도 난 것처럼 허둥지둥 부정적인 감정을 외면하거나 덮으려고 한다.

모든 감정은 존중받아야 한다. 〈인사이드 아웃〉 영화처럼 사람은 어느 한 감정만으로는 살 수 없다. 여러 감정이 복합적으로 작용하면서 삶은 더 풍성해지고, 사람은 더욱 성장하는 것이니 자신의 잣대로 감정을 재단해 좋고 나쁨을 구분하지 말고 있는 그대로 인정해주는 것이 중요하다.

감정에 매몰되는 것과 인정은 다르다

내 안의 잠재력을 끌어내는 자기계발 프로그램인 'UPW(Unleash Power within)'에 처음 참석했을 때의 일이다. 내 속에 있는 걸 소리를 질러 다 쏟아내는 시간이 있었다. 당시 나는 내 감정을 잘 표현하는 편이라고 생각했다. 그런데 아무리 애를 써도 소리가 나오지 않았다. 분위기가 어색했던 것도 아니다. 크게 소리를 질러도 아무렇지도 않게 분위기는 충분히 잘 조성되어 있었고, 실제로 나를 제외한 사람들은 있는 힘껏 소리를 지르며 감정을 발산하는 중이었다. 나만 주뼛주뼛 어색해하며 소리를 못 내고 있었다.

그때 나를 많이 돌아보게 되었다. 그동안 내가 내 마음을 잘 표현하지 못했구나. 내 감정을 나도 모르는 사이에 많이 억누르며 살았구나 싶었다.

어떤 감정이든 표현하는 것이 건강하다. 기쁘면 기쁜 감정을 만끽하고, 슬프거나 화가 나면 억지로 감정을 외면하지 말고 감정이 충분히 표출될 때까지 기다려주는 것이 좋다.

어떤 사람들은 감정이 표출되는 것을 방치하면 점점 더 감정이 커질까봐 걱정한다. 그렇지 않다. 오히려 감정을 제대로 알아차려주지 않고 무시할 때 감정이 마음 속 깊숙이 자리 잡고 독버섯처럼 자란다. 잘 알아차려주고 충분히 기다려주면 감정은 저절로 사라진다.

속이 상해 한바탕 실컷 울거나 화를 내고 나면 기분이 좋아지는 경험을 한 적이 있을 것이다. 감정을 인정하고 표출해주었기 때문에 사라진 것이다. 부정적인 감정뿐만 아니라 긍정적인 감정도 마찬가지이다. 아무리 기뻐도 기쁨이 천년만년 지속되지는 않는다. 시간이 지나면서 감정의 농도도 옅어지는 것이 순리이다.

다만 병적인 감정은 다르다. 너무 과도하게 큰 에너지를 품은 감정은 표출하면 할수록 더 커질 수 있다. 특히 부정적인 감정은 에너지가 무척 강해 순식간에 내 마음을 잠식하곤 한다. 병적인 감정은 오랫동안 감정을 인정하지 않고 속이거나 방치한 결과이다. 따라서 제대로 감정을 인정해주고 기다려주면 원치 않은 감정에 매몰될 일은 없다.

천인지 체크포인트

현재의 내 감정 알아보고 인정하기

1. 지금 내 안에 있는 감정들은 무엇인가? 떠오르는 감정을 모두 적어 보자.

   ---

2. 위 감정들 중 가장 많이 느끼는 감정과 이유는 무엇인가?

   ---

3. 내가 느끼는 감정 중 인정하기 싫은 감정이 있는가? 있다면 이유는 무엇일까?

2단계. 부정적인 감정 내보내기

내가 느끼는 감정은 모두 소중해 있는 그대로 인정해주어야 하지만 부정적인 감정을 오래 끌어안고 있는 것은 인정과는 또 다른 문제이다. 특히 부정적인 감정은 너무 오래 마음에 담고 있으면 독이 되어 우리 몸을 공격할 수 있다.

오랫동안 자기를 괴롭히는 감정에는 대부분 아픈 스토리가 있다. 꽤 오랜 시간이 지났는데도 그 일만 생각하면 가슴이 저미고, 그때의 고통이 되살아나기도 한다. 혹은 그 스토리가 과거가 아니라 지금까지 지속되는 현재 진행형인 경우도 많다.

오랫동안 묵은 감정일수록 내 마음에서 내보내기가 쉽지 않다. 하지만 건강을 되찾고 유지하려면 꼭 내보내야 한다.

부정적인 감정 흘려보내는 릴리징 테크닉(Releasing Technique)

감정을 억누르고 무시하기만 했지, 감정이 올라와 힘들 때 적절하게 풀지 못했던 사람들에 내가 추천하는 방법 중 하나가 '릴리징 테크닉(Releasing Technique)'이다. '흘려보내기'라고도 부르는 릴리징 테크닉은 '레스터 레븐슨'이라는 사람이 자신의 경험을 바탕으로 만든 기법이다.

1909년 뉴저지주에서 태어나 루트거대학교에서 물리학을 전공한 그는 일찌감치 사업을 시작해 큰 성공을 거두었다. 하지만 앞만 보고 달려서인지 심장이 좋지 않아 수술을 받아야 했다. 그때부터라도 자신을 돌봤어야 하는데, 여전히 일에만 몰두했고, 43세가 되던 해 두 번째 심장수술을 받고 몇 개월 살지 못할 것이라는 시한부 통보를 받았다.

그는 절망하지 않고 약 3개월 동안 자기 내면을 집중 탐구했다. 그 결과 그가 원하는 것은 행복이고, 행복은 사랑을 받을 때보다 사랑할 때 더 크다는 것을 깨닫고, 자기 안에서 행복을 방해하는 모든 부정적인 것들을 없애기 시작했다. 부정적인 감정은 물론이고 부정적인 기억과 생각, 판단까지 모두 '비(非) 사랑'이라 규정하고 다 내보냈다. 결과는 놀라웠다. 몇 달 못 산다고 사형선고를 받았던 레븐슨은 이후 42년을 더 살고 85세의 나이로 세상을 떠났다.

레븐슨이 만든 릴리징 테크닉은 이후 헤일 도킨스가 세도나 트레이닝 협회를 설립하며 본격적으로 알려지기 시작했다. 효과는 이미 전 세계적으로 검증되었지만 처음 시도해보는 경우라면 생각만큼 감정을 흘려보내기가 어려울 수 있다. 실망하지 말고 왜 용서를 해야 하는지 생각하면서 반복하다 보면 스스로를 괴롭히던 부정적인 감정을 내보낼 수 있을 것이다.

릴리징 테크닉은 다음과 같은 순서로 하면 된다. 조용하고 몰입할 수 있는 시간과 공간을 확보하고, 호흡으로 긴장했던 근육을 풀어준 다음 릴리징 테크닉을 하면 효과가 배가된다.

① 나를 괴롭히는 과거의 기억을 떠올리고, 그때로 돌아간다
기억하고 싶지 않은 힘든 기억이 있을 것이다. 불쾌했던 사건일 수도 있고, 힘들거나 외로웠던 일일 수도 있다. 여러 가지 기억들이 있을 수 있지만 한 번에 하나씩 꺼내고 내보내는 것이 좋다.

② 그때의 감정을 다시 느껴보고, 고통의 정도를 0부터 10 사이 숫자로 점

수를 매긴다

과거의 기억을 떠올리면 그때 느꼈던 감정도 함께 올라올 것이다. 어쩌면 그때 받았던 상처가 너무 커서 떠올리고 싶지 않을 수도 있다. 그러면 다시 천천히 호흡하고 자연스럽게 기억이 떠오를 때까지 기다린다.

기억과 함께 감정이 느껴지면 얼마나 괴롭고 고통스러운지 숫자로 표현해본다. 고통이나 괴로움은 지극히 주관적이다. 객관화된 기준으로 측정할 수가 없기 때문에 고통이 없는 상태를 0, 고통이 가장 큰 상태를 10이라고 가정하고 고통의 정도를 숫자로 매겨본다.

고통을 숫자화 하는 것은 현재 자신에게 내재되어 있는 부정적인 것들을 인정하는 과정이기도 하다. 힘든 상황을 인정해야 비로소 부정적인 에너지를 밖으로 내보낼 수 있다.

③ *감정을 모두 허용하고 인정한다*

기억과 함께 올라온 감정이 무엇이든 그 감정들을 온전히 느낀다. 분노가 치밀어 오른다면 "화가 많이 났었구나", 스트레스를 많이 느꼈다면 "많이 힘들었구나", 외롭고 쓸쓸했다면 "외로웠구나" 있는 그대로 인정하고 허용해준다.

말로 감정을 표현해도 좋다. 어떤 말이어도 좋다. "그때 믿었던 그 사람이 나를 배신하는 바람에 죽고 싶을 만큼 힘들었었지", "그때 참지만 말고 화를 낼 걸" 등과 같이 그 사건과 관련된 누군가를 원망하는 말이어도 괜찮고, 스스로를 책망하는 말이어도 상관없다. 감정을 말로 표현하면 그 자체로도 감정이 희석되기도 한다.

④ 나를 힘들게 한 모든 것을 용서하고 축복할 것을 선택한다

감정을 잘 내보내려면 나를 힘들게 했던 사람을 용서하고 축복할 수 있어야 한다. "나는 당신을 용서하기로 선택합니다. 당신을 축복하기로 선택합니다. 그리고 그때의 나를 용서합니다. 그때의 나를 축복합니다"라고 선언하자. '선택합니다' 대신 '진심으로 용서합니다, 축복합니다' 라고 선언할 수 있다면 더 좋겠지만 마음이 내키지 않는다면 '용서와 축복을 선택합니다' 라고 말하면 좋다.

⑤ 감정을 흘려보내겠다고 선택한다

감정을 충분히 느끼고, 용서와 축복을 선언했다면 마음속에 억눌리고 정체되어 있던 감정들을 흘려보낼 차례이다. 조용히 스스로에게 질문을 해보자. "이제 나는 감정을 흘려보낼 수 있는가?"

그토록 자신을 괴롭혔던 감정을 흘려보낸다는 게 쉽지는 않을 것이다. 하지만 릴리징 테크닉의 창시자인 래스터 레븐슨은 감정을 흘려보내지 않는 이유는 두 가지뿐이라고 했다. 하나는 자신이 할 수 있다고 믿지 않는 것이고, 다른 하나는 흘려보내기를 원치 않는 것이다.

진심으로 부정적인 감정에 휘둘려 몸과 마음을 망치고 싶지 않다면 감정을 흘려보내겠다고 선택하면 된다. 그리고 자신이 할 수 있다고 믿어준다.

⑥ 감정과 인사하고 흘려보낸다

감정을 흘려보낼 준비가 되었다면 감정과 인사하고 떠나보낸다.

"안녕, 잘 가", "고마웠어, 사랑해, 잘 가"

비록 자신을 괴롭혔던 감정이지만 잘 흘러갈 수 있도록 따뜻한 인사를 건넨다.

⑦ 다시 고통의 점수를 매겨본다

다시 그 기억을 떠올렸을 때의 고통을 숫자로 표현해본다. 사람에 따라 다르지만 일반적으로 릴리징 테크닉을 했을 때 처음보다 고통이 약 10~30%가량 가벼워진다.

만약 전혀 가벼워진 느낌이 없다고 해도 괜찮다. 마음속에 정체되어 있던 감정을 흘려보내려고 시도했다는 것만으로도 의미가 있다. 힘들어도 모르는 척, 아닌 척 감정을 부인하는 대신 드디어 솔직한 자신의 내면에 눈을 뜬 것이니까 말이다. 실망하지 말고 릴리징 테크닉을 계속 하다 보면 부정적인 감정과 생각들이 점점 줄어들 것이다.

감정이 완전히 사라질 때까지, 고통점수가 0이 될 때까지 ①~⑤의 과정을 반복하자.

지금까지 릴리징 테크닉을 소개했다. 과정이 간단한 것 같으면서도 실제로 해보면 기대했던 것만큼 감정 내보내기가 안 될 수 있다. 나도 그랬다. 전혀 효과가 없는 것은 아니었지만 여러 번 반복해도 가슴이 후련해지지는 않았다. 그래도 부정적인 감정이 차올라 힘들 때마다 릴리징 테크닉을 했더니 어느 순간 마치 득도를 한 것처럼 그동안 나를 괴롭혔던 것들이 자연스럽게 용서가 되고 마음이 평온해짐을 경험했다. 그러니 처음 한두 번 릴리징 테크닉으로 부정적인 감정을 온전히 내보내지 못했다고 실망하지 말고 꾸준히

해 보길 권한다.

또한 한 번 릴리징 테크닉으로 온전히 감정을 비우는 데 성공했다고 해도 그것이 영원히 지속되는 것은 아니다. 살다 보면 또 다시 감정이 올라올 수 있는데, 릴리징 테크닉을 온전히 터득했다면 걱정할 것이 없다. 금방 차오른 감정을 내보내고 평정을 되찾을 수 있으니까 말이다.

용서는 결국 나를 위한 것이다

어린 시절 가정폭력을 휘둘렀던 아버지에 대한 원망과 증오가 가득했던 환자에게 릴리징 테크닉을 권하자 대뜸 반감을 드러냈다.

"어떻게 아버지를 용서할 수가 있죠? 전 절대 아버지를 용서할 수 없어요."

환자는 자신의 삶을 벼랑 끝으로 몰았던 아버지를 용서해야 한다는 생각만 해도 또 다른 분노가 치밀어 오른다며 힘들어했다. 그 환자뿐만 아니라 누군가로부터 심각한 상처를 입은 사람이라면 다 비슷한 심정일 것이다.

상대방이 나를 얼마나 힘들게 했는지에 집중하면 용서가 힘들다. 용서하려면 상대방보다는 나에게 집중해야 한다. 용서하지 않으면 내가 더 힘들어지고 손해를 입게 된다는 것을 인식해야 용서가 가능해진다. 한마디로 용서가 상대방이 아닌 나를 위해 하는 것임을 이해해야 한다.

기억과 감정은 실재다. 내가 흘려보내지 않고 간직하고 있는 기억과 감정들은 주로 내 가슴의 흉부에 저장된다. 물론 다른 부위에 저장되기도 한다. 다친 부위나 의미 있는 장기에도 저장될 수 있다. 그래서 이 감정을 해소하고 상처가 된 기억을 보내는 것은 나를 위한 실질적인 행동이다.

분노와 원망과 같은 부정적인 감정이 몸과 마음을 병들게 한다는 연구 결과는 이미 수도 없이 많이 나와 있다. 부정적인 감정은 심혈관계에 직접적인 영향을 미쳐 기혈순환을 방해한다. 화가 나면 맥박이 빨라지고 혈압이 올라가는 것은 물론 수면도 방해한다. 그에 따른 반응으로 과도할 경우 인슐린 저항성을 높이는 스트레스 호르몬인 코티솔도 늘어난다.

가해자는 자신이 누군가를 괴롭혔다는 사실을 금방 잊는다. 한때 넷플릭스를 뜨겁게 달궜던 〈더 글로리〉에서는 너무도 끔찍한 학교폭력 가해자와 그로 인해 영혼까지 부서진 피해자가 나온다. 피해자인 동은은 오랜 시간 분노와 증오를 품은 채 복수를 준비하는 동안 가해자들은 학창시절 자신의 만행은 까마득하게 잊은 채 잘 살았다. 특히 학교폭력을 주도했던 연진은 동은을 만나기 전까지 좋은 사람과 결혼해 예쁜 딸을 낳고 행복한 결혼생활을 누리고 있었다.

내가 그렇게 힘든 시간을 보내고 있을 때 가해자는 마음 편하게 잘 살고 있었다는 것을 알면 더 용서하기 힘들 수도 있다. 용서는커녕 〈더 글로리〉에서 반성은커녕 뻔뻔하고 당당한 가해자들을 보면서 동은이가 더 분노한 것처럼 화가 더 치밀어오르기 쉽다.

그 고통스러운 기억을 품고 있는 동안 힘들었던 사람은 자신뿐이다. 물론 〈더 글로리〉에서 동은은 계획한대로 가해자들 모두에게 처절한 복수를 하지만 복수를 하는 동안 동은의 삶도 피폐해질대로 피폐해졌다.

결국 용서는 그 누구를 위한 것도 아니다. 증오와 원망, 분노 등의 감정이 내 삶을 피폐하게 만들지 않도록 스스로를 지킬 수 있는 자구책이다. 이것만 잘 기억해도 누군가를 용서하기가 한결 수월해질 것이다.

용서와 화해는 다르다

"용서했다고 생각했는데, 얼굴을 보니 또다시 감정이 올라오네요."

환자들에게 용서하기를 권하면 이렇게 말하는 분들이 많다. 얼굴을 안 볼 때는 용서할 수 있을 것도 같은데, 얼굴을 보면 나쁜 기억이 새록새록 올라와 감정을 주체할 수 없다는 것이다.

얼굴을 봐도 감정이 올라오지 않아야 온전한 용서를 한 것으로 생각할 수 있지만 그렇지 않다. 용서는 혼자 하는 것이다. 굳이 상대방이 내가 용서했다는 것을 알 필요가 없다. 혼자 용서하고, 마음을 괴롭히던 부정적인 감정을 내보냈다면 그것으로 충분하다.

상대방을 용서했다고 꼭 상대방과 잘 지내야 할 이유도 없다. 많은 사람이 용서하면 그 사람과 사이좋게 잘 지내야 한다고 생각하는데, 용서와 화해는 다르다. 용서를 했는데, 얼굴을 보면 또 다시 감정이 올라와 힘들다면 굳이 안 봐도 된다. 설령 그 상대가 가족이라 해도 억지로 잘 지내려고 애쓸 필요가 없다. 흔히 가족은 미워도, 원수 같아도 떼려야 뗄 수 없는 관계라고 생각하는데, 그 가족이 상처를 주는 원인이라면 나를 보호하기 위해서라도 거리를 두는 것이 좋다.

화해는 훗날 가해자가 자신의 잘못을 깨닫고 진심으로 사과를 한 다음 해도 늦지 않다. 가해자가 사과를 해도 내가 그 사과를 받아들일 준비가 되어 있지 않다면 억지로 화해하고 얼굴을 보면서 괴로워할 이유도 없다. 용서든, 화해든 다 나를 위한 것일 때 진정한 의미를 지닌다.

천인지 체크포인트

나를 괴롭히는 부정적인 감정 알아보고 내보내기

1. 지금 나를 가장 힘들게 하는 감정은 무엇이고, 그런 감정이 올라온 이유는 무엇인가?

2. 용서하기 힘든 사람이 있다면 누구이고, 왜 용서하기 힘든지 적어보자.

3. 상대방의 입장에서 이해해보고, 그 사람을 용서하고 축복한다는 말을 적어보자.

3단계. 긍정적인 감정으로 채우기

비우면 채울 수 있다. 릴리징 테크닉으로 나를 짓누르던 부정적인 감정을 비웠다면 그 자리를 긍정적인 감정으로 채워야 할 차례이다. 대표적인 긍정적인 감정은 기쁨, 감사, 평안, 희망, 즐거움 등인데, 이 모든 감정은 크게 '사랑'이란 범주에 속한다. 결국 3단계는 부정적인 감정인 '비사랑'을 내보내고, 긍정적인 감정인 '사랑'을 채우는 과정이라 할 수 있다.

그렇다면 어떻게 해야 내 마음을 '사랑'으로 채울 수 있을까? 오랫동안 부정적인 감정으로 고통 받았던 사람이 "그래, 이제부터 긍정적인 감정만 느끼겠어"라고 결심한다고 가능한 일이 아니다. 내 감정은 내가 선택하는 것이지만 그러려면 약간의 훈련이 필요하다.

감사하는 마음이 기본이다

암 치료를 받기 위해 나를 찾는 환자분들은 대부분 4기 전이암이나 말기암 환자들이다. 말기로 치달을수록 생존율이 떨어지는 것은 사실이다. 그런데 한두 달 만에 한방 치료를 받고 암 크기가 줄어드는 분들이 있다. 그 분들에게는 공통점이 있었는데, 바로 '기도'였다. '기도'라고 하면 종교적인 의식처럼 느껴질 수 있지만 여기서 말하는 기도는 '있는 그대로 인정하는 수용의 감정과 지금의 현 상황에서 이미 받은 것과 현재에서의 긍정적인 면을 감사하는 감정'이다. 실제로 종교는 없었지만 '감사하다'는 말을 입에 달고 살았던 환자도 치료 결과가 좋았다.

"이렇게 치료를 받을 수 있어 감사합니다."

"감사합니다. 오늘은 어제보다 컨디션이 좋습니다."

감사하는 마음이 좋은 결과로 이어지는 것을 보면서 언제부터인가 나도 암 환자들을 치료할 때 "암은 기도해야 낫는 병입니다. 기도하세요"라고 말하기 시작했다. 종교가 없다면 부모님이나 배우자, 아니면 가까운 지인을 대상으로 감사해도 좋다. 그마저도 여의치 않다면 그냥 막연하게 감사해도 괜찮다.

처음에는 감사 기도가 어색하고 진심이 담기지 않을 수도 있다. 괜찮다. 그냥 입으로만 '감사하다'고 말해도 효과가 있다. 우리 몸의 에너지는 순행 방향이 있는데, 암 환자들은 원래의 순행방향과 역행해 에너지가 돌기도 하고, 특정 부분에서 에너지가 막혀 있기도 한다. 그렇게 에너지의 흐름이 좋지 않은 환자들에게 '감사하다'는 말을 따라 하게 할 때가 있다. 환자들은 뜬금없이 왜 '감사하다'라는 말을 하라 하는지 의아해하지만 감사하다는 말을 몇 차례 반복하기만 해도 에너지의 흐름이 올바른 방향으로 바뀐다.

뇌과학적으로도 감사가 우리 뇌에 구조적 변화를 가져온다는 것이 입증되었다. 〈감사의 재발견〉 제러미 애덤 스미스, 키라 뉴먼, 제이슨 마시의 연구를 보면 감사가 단지 느낌적으로 기분을 좋게 만들어주는 것이 아니라 뇌에 실제적인 변화를 일으킨다는 것을 확인할 수 있다.

연구팀은 유대인 대학살(홀로코스트)에서 생존한 사람들의 증언을 토대로 누군가에게 도움을 받은 사연을 추려냈다. 그런 다음 사연을 짧은 시나리오로 바꿔 연구에 참여한 사람들과 공유했다. 예를 들면 '한겨울에 죽음의 행군을 하는 당신에게 동료 죄수가 따뜻한 외투를 건넨다'와 같은 시나리오다.

연구진은 참가자들에게 최대한 시나리오에 등장한 인물과 동일시하며 제시된 상황에서 어떤 감정을 느끼는지 상상해달라고 요청하고, 참가자들이 상상하는 동안 기능적 자기공명영상으로 그들의 뇌 활동을 측정했다. 물론 상상과 실제 경험은 차이가 있겠지만 참가자 중 거의 대다수가 시나리오에 몰입했고 큰 감사를 느꼈다고 말했다.

참가자가 감사를 느낄 때 뇌의 내측 전전두엽의 특정 피질이 활성화되었다. 이 영역은 타인의 입장을 이해하고, 공감하며 안도감을 느끼며, 사회활동에 즐거움을 느낄 때 활성화되는 영역이다. 심박수나 각성수준을 조절하고, 스트레스를 해소하고 통증을 완화시켜주는 영역과도 연결되어 있다.

이 연구결과는 감사가 사회적 유대 및 스트레스와 관련된 뇌 신경망에 의존한다는 것을 보여준다. 감사하면서 타인이 제공한 도움을 인정하면 몸의 긴장이 풀어지고 스트레스가 완화된다는 것이다. 또한 감사는 낙관성, 기쁨, 쾌감, 열정 등 다른 긍정적 감정을 끌어올리는 데도 영향을 미치는 것으로 나타났다.

이처럼 감사는 긍정적 감정을 싹틔우는 토양과도 같은 감정이다. 감사를 느끼면 증오나 미움과 같은 감정이 비집고 들어올 틈이 없으니 자연스럽게 긍정적 감정들이 생기고 자라게 된다. 그러니 긍정적 감정으로 마음을 채우려면 감사부터 하는 것이 순서다.

감사를 실천하는 방법, 감사편지

감사를 하는 방법은 여러 가지가 있다. 조용히 혼자서 속으로 감사할 수도 있지만 이왕이면 감사편지를 써서 전달하는 것이 더 좋다. 감사편지는 받는 사람을 행복하게 하지만 주는 사람도 행복과 만족감을 느끼게 한다. 이를 입증하는 연구결과는 많다.

미국 켄트 스테이트대학의 스티븐 토퍼 박사는 학생들을 대상으로 자신의 삶에 영향을 준 사람에게 감사편지를 쓰는 프로그램을 진행했다. 6주 동안 2주에 한 통씩 감사편지를 썼는데, 편지를 쓰는 원칙은 ①긍정적이면서도 적극적으로 감정을 드러내고 ②성찰과 반성을 담으며 ③사소한 문제를 언급하지 말고 ④높은 수준의 감사와 고마움을 표현하는 것이었다.

6주 후 학생들이 삶에서 느끼는 만족도를 조사한 결과 대부분의 학생들이 행복감과 만족감을 느낀 것으로 나타났다. 또한 참여 학생의 75%는 프로그램이 끝난 후에도 계속 감사편지를 쓰겠다는 의향을 밝혔다.

감사를 실천하는 것은 마음이 힘든 사람에게도 큰 힘이 된다. 마음이 힘든 사람들에게 감사 실천이 얼마나 효과적인지를 연구한 사례가 있다. 연구진은 심리상담을 받고 싶어 하는 300명의 성인 대학생을 대상으로 과제를 주고 결과를 관찰했다.

연구 대상자는 크게 세 집단으로 분류해 각각 다른 과제를 주었다. 첫 번째 팀은 3주간 매주 다른 사람에게 감사편지를 쓰게 했고, 두 번째 팀은 부정적 경험을 깊이 생각하고 글로 기록하게 했다. 마지막 세 번째 팀은 어떤 글쓰기 활동도 하지 않았다.

결과는 감사편지를 쓴 첫 번째 팀이 압도적으로 삶의 만족감이 높았다. 긍정적인 에너지가 넘쳤고, 행복과 안정감을 느꼈다. 사람들과의 관계와 문제가 생겼을 때 대처할 수 있는 능력도 향상되었다.

감사를 할 때 긍정적인 감정이 활성화되고, 긍정적 에너지가 강해지는 이유 중 하나는 원망이나 질투처럼 독이 되는 정서에 덜 집중하기 때문이다. 다른 사람에게 얼마나 감사한지, 내 인생에 축복인지를 쓰다 보면 자연스럽게 나를 아프게 했던 부정적인 경험을 잊을 수 있다.

하루 3개, 감사일기 쓰기

몇 년 전에 직원들과 함께 매일 감사일기를 쓴 적이 있다. 각자 하루에 3가지씩 감사할 일을 찾아 감사일기를 쓰자고 했는데, 직원들이 얼마 가지 않아 도저히 못 쓰겠다며 보이콧을 했다.

"원장님. 쓸 게 없어요. 감사할 게 있어야 쓰죠."

직원들뿐만 아니라 많은 분들이 감사할 일이 생기면 감사하겠다며 조건을 단다. 큰 도움을 받거나 어떤 거창하게 좋은 일만 감사의 대상이 아니다. 감사를 잘하는 분들은 모든 것에 감사한다. 날이 좋으면 '눈이 부시게 아름다운 햇살을 주셔서 감사합니다'라고 하고, 밥을 먹을 때도 '오늘도 맛있는 음식을 주셔서 감사합니다'라고 말한다. 감사가 일상화된 분들에겐 매일 감사할 일이 넘친다. 환자들도 다르지 않다. 병의 경중을 떠나 늘 겸손하게 감사를 생활화하는 분들이 많고, 그런 분들이 대체적으로 예후가 좋다.

감사할 일이 없는 게 아니다. 찾아보면 감사할 일은 얼마든지 있다. 다만 너무 오랫동안 당연하게 누려왔던 것이 많아 감사한 것인지 모를 가능성이 클 뿐이다. 인간은 감사할 때 긍정적인 경험을 음미하고 큰 노력 없이 누려오던 것들을 덜 당연하게 여긴다. 그동안의 관성에서 벗어나 감사할 줄 아는 마음을 습관화하는 가장 좋은 방법이 '감사일기'이다.

감정이든 에너지든 영원하지 않다. 수시로 달라질 수 있는 것이 감정이고 에너지이기 때문에 긍정적인 감정과 에너지를 불러오는 일도 매일, 수시로 해야 한다. 그런 의미에서 감사일기는 매일 가장 쉽게 할 수 있으면서도 효과가 좋은 감사 실천이다.

감사일기를 써본 분들은 입을 모아 말한다. 신기하게 감사일기를 쓰면 쓸수록 감사할 일이 많아진다고 말이다. 당연하다. 감사라는 감정으로 좋은 에너지를 끌어오면 올수록 긍정적 에너지의 파동도 강해져 점점 더 좋은 감정과 에너지를 끌어온다. 그러니 오늘부터라도 감사일기를 시작해보자.

진심으로 믿어야 긍정적인 감정이 따라온다

50대 중반의 나이에 유방암 진단을 받은 환자가 있었다. 검사했을 당시 상피내암이었는데, 막상 수술을 하고 다시 조직검사를 하니 1기였다. 상피내암보다 진행되긴 했어도 전이도 없고 암 크기도 작아 걱정할 상황은 아니었다. 환자 자신은 물론 주변 지인들도 '이 정도면 항암 할 필요도 없어. 수술하고 방사선치료만 하면 돼'라며 긍정적으로 생각했다.

하지만 수술 후 조직 검사에서 예상치 못한 변수가 드러났다. 유방암의 원인은 70~80%가 호르몬인데, 허투(Her2)가 양성으로 떴다. 허투는 암의 성질이 나빠 성장속도가 빠르고 전이가 잘 되는 공격적인 암이다. 그래서 1기인데도 꽤 여러 차례 항암치료와 표적치료를 해야 한다는 진단이 나왔다.

환자는 그때부터 크게 흔들리기 시작했다. 원래 작은 일에 일희일비하지 않고, 무심한 스타일이었는데, 자꾸 예상치 못했던 결과가 나오자 의기소침해졌다. 비록 암 성질이 나쁜 허투이긴 해도 요즘엔 워낙 좋은 표적치료제가 나와 생존률이 많이 높아졌다. 그럼에도 환자는 '이제 평생을 암 환자로 살다 죽겠구나' 생각하며 우울해했다.

심지어는 이제 막 항암치료를 시작했는데 재발을 걱정했다. 의사에게 '재발하면 어느 과를 찾아가야 하냐?' 물었다가 '1기 환자가 뭔 재발을 걱정하느냐'는 핀잔을 들었다고 한다.

심정적으로 재발을 걱정하는 환자들의 마음은 이해한다. 하지만 재발을 걱정하거나 완치되지 않을까 불안해하는 것은 아무 도움이 되지 않는다. 오히려 질병과 파장이 같은 부정적인 감정이 자꾸 올라와 병을 악화시킬 위험이 크다.

믿어야 한다. '과연 완치할 수 있을까?' 의심하면 긍정적인 감정은 더 멀리 도망간다. 암과 같은 치명적인 질병이 아니라면 온전히 믿는 것만으로도 병이 호전될 수 있다. 플라시보 효과는 믿음이 얼마나 강력한 치유력을 갖는지를 보여주는 좋은 예이다. 가짜 약임에도 '이 약을 먹으면 나을 수 있다'는 믿음이 실제로 병을 낫게 한다는 연구결과는 다시 언급하는 것이 새삼스러울 정도로 많이 알려진 사실이다.

다만 믿음은 사실과 합치하는 믿음이어야 한다. 가벼운 질병이야 무조건적인 믿음이 긍정적인 에너지를 끌어들여, 그 에너지만으로도 병을 치유할 수도 있지만 중증 질환은 얘기가 다르다. 긍정적인 에너지가 병을 치유하는 데 도움이 되는 것은 분명하지만 그것만으로 병이 낫기는 어렵다. 따라서 의학적으로 검증이 된 치료가 전제가 되어야 한다.

마음이 불안하면 항간에 떠도는 의학적 근거가 없는 민간요법이나 검증이 불충분한 치료라도 믿고 싶은 마음이 든다. 그런 맹목적인 믿음은 위험하다. 사실에 근거하지 않은 믿음의 결과는 허무한 판타지로 끝날 가능성이 크다.

생생한 상상은 현실이 된다

이하영 작가님이 쓴 책 〈THE VIBE〉와 이지성 작가님이 쓴 책 〈꿈꾸는 다락방〉에는 공통점이 있다. 둘 다 자기가 원하는 미래를 어떻게 만들 수 있는지를 제시한 자기계발서로 많은 독자들로부터 사랑을 받았다. 저자는 다르지만 두 책이 전달하는 메시지는 같다. 구체적으로, 생생하게 꿈꾸고 상상하면 꿈이 이루어진다는 것이 주 내용이다.

이하영 작가님의 책 제목에 등장한 VIBE라는 단어는 'Vivid Imagination with a Belief of Equalization'의 첫 글자를 딴 것이다. 해석하면 '생생하게(Vivid) 상상하고(Imagine) 상상이 이루어졌음(Equalization)에 대해 믿음(Belief)을 가지면 꿈은 서서히 현실로 드러난다'는 내용이다.

이지성 작가님의 〈꿈꾸는 다락방〉에서도 비슷한 메시지를 전달한다. 이 책에서는 VIBE가 아닌 'R=VD'을 강조한다. 이는 'Vivid Dream = Realization'의 약자로, 생생하게 꿈꾸면 그것이 곧 현실이 된다는 의미이다. VIBE의 의미와 거의 동일한 셈이다.

정말 생생하게 꿈꾸고, 이루어질 것이라고 믿으면 상상이 현실이 될 수 있을까? 일단 이하영과 이지성 두 작가님은 스스로 가능함을 입증했다. 이하영 작가님은 어렸을 때 지독하게 가난했지만 열심히 노력해 엄청난 부자가 된 성형외과 의사이고, 이지성 작가님 역시 수많은 책을 읽고 글을 쓰면서 베스트셀러 작가로 크게 성공한 사람이다. 두 분 모두 어려운 상황에서도 삶을 바꿀 수 있다는 것을 굳게 믿었고, 앞으로 다가올 미래를 생생하게, 구체적으로 상상했다.

질병을 치유하는 데도 이 메시지는 그대로 유효하다. 나는 믿음이 부족한 환자들에게 '이미 병이 나았다고 상상하라'고 말하곤 한다. 병이 나을 수 있다는 믿음을 넘어 이미 병이 완치돼 하고 싶었던 일을 하는 자신의 모습을 아주 생생하게, 구체적으로 상상하라고 주문한다. 예를 들어 찰랑거리는 긴 머리를 꿈꾼다면 비록 지금은 항암치료로 머리가 다 빠졌더라도 다시 머리가 자라 예쁘게 손질하는 모습을 상상하는 것이다. 또는 비행기를 타고 멋진 휴양지에서 한가롭게 휴식을 즐기는 자신의 모습을 상상하는 식이다. 또는 버킷 리스트에 있었던 스위스에서 한 달 살기 계획을 구체적으로 계획하고 1년 후 비행기 표나 숙소를 예매하는 것이다.

우리의 뇌는 상상과 현실을 구분하지 못한다. 무언가를 상상할 때와 실제로 그 일을 할 때 활성화되는 뇌의 부분이 비슷하다. 따라서 이미 나았다고 상상하면 뇌는 정말 나은 것으로 착각해 긍정적인 감정과 에너지를 주도하는 긍정 회로가 강해진다. 또한 건강하고 행복한 상상을 하면 스트레스 호르몬이 줄고 세로토닌과 같은 행복 호르몬과 같은 물질이 많이 분비돼 기분도 좋아지고 몸도 건강해진다.

생생하게 상상하면 믿는 것도 더 쉽다. 막연히 전해들은 것보다 직접 내 눈으로 본 것을 믿기가 쉬운 것과 같은 원리이다. 병이 나은 자신의 모습을 생생하게 상상하다 보면 어느새 뇌도 진짜로 믿고, 믿는 만큼 긍정 에너지가 강해져 몸과 마음이 좋아지는 선순환 구조가 만들어진다.

기분이 좋아지는 나만의 리스트 만들기

나는 종종 환자들에게 '내가 무엇을 할 때 기쁜지 50개씩 적어 오라'는 숙제를 준다. 마음을 좋은 감정으로 채우려면 어떤 행동을 할 때 즐거운지, 어떤 음식을 먹을 때 행복한지, 누구와 만날 때 좋은지 등을 알아야 하기 때문이다.

숙제를 받은 환자들은 처음에는 좀 당혹스러워하지만 다음 진료 때 한층 밝아진 얼굴로 온다. 사는 게 바빠 자신이 뭘 좋아하는지도 모르고 정신없이 살다 자신을 기분 좋게 만드는 것, 행복하게 만드는 일을 생각해 보는 시간이 행복했다고 한다.

모두가 좋다고 하는 것은 아니다. 어찌 보면 아주 작은 일로도 기분 좋고, 행복해질 수 있는데, 그 작은 일을 스스로에게 해주지 못한 게 미안하고 속상하다는 환자들도 있다.

어느 쪽이어도 괜찮다. 자기 자신을 돌아보고 알아가는 과정을 시작했다는 것이 중요하다. 이제라도 자기가 무엇을 좋아하는지 알았다면 하루에 한 가지씩이라도 자기가 좋아하는 것을 해주면 된다.

사실 감정은 한 자리에 오래 있지 않는다. 애써 좋은 감정을 불러왔어도 얼마 머물지 못하고 흘러가 버린다. 그래서 끊임없이 자기가 좋아하는 것을 해주려고 노력해야 한다.

나를 찾고 성장시키기 위해 토니 로빈스의 UPW 프로그램에 참여하면 나의 긍정 에너지는 최고치에 달한다. 무엇을 해도 다 잘 될 것 같은 자신감이 넘치고, 어떤 까다로운 사람도 다 포용할 수 있을 것 같은 너그러움이 생기고, 가만히 있어도 기분이 좋고 행복했다.

그런데 그 에너지는 딱 한 달이면 사라졌다. 한 달이 지나면 다시 프로그램에 참여하기 전의 상태로 돌아갔다. 에너지가 뚝 떨어지는 것은 아니지만 에너지가 최고조에 달했던 한 달여간의 시간에 비하면 지루하고 따분한 느낌이다.

왜 기분 좋은 에너지가 한 달 밖에 안 갈까? 마스터리 유니버시티(Mastery University) 프로그램의 리절트 코칭(Result Coaching) 선생님께 물었다.

"선생님, 어떻게 해야 좋은 에너지가 오래 지속될 수 있을까요?"

"예스 매일 하나요?"

"아니요"

"점핑 매일 하나요?"

"아니요"

UPW에서 토니는 '새로운 자신을 발견했나요?', '새로운 감정을 발견했나요?' 등의 질문을 하면서 '동의하면 예스하세요'라는 말을 많이 한다. 그러면 참가자들이 입을 모아 '예스'라고 대답하는데, 그 에너지가 대단하다. '예스'라는 단어 자체가 긍정의 언어인데다 참가자들의 좋은 에너지가 합쳐져서 그런 것 같다.

'예스'라고 말만 하는 것이 아니라 두 손을 하늘을 향해 올렸다가 주먹을 쥐며 내리면서 '예스'를 하기도 한다. 이것은 공간에 존재하는 긍정의 에너지를 잡아 내 것으로 만드는 동작이다. 이 동작을 하면 왠지 기분이 좋아지고 기운이 넘친다.

점핑도 UPW에서 많이 하는 동작이다. 감정을 바꾸는 가장 빠른 방법은 몸을 움직이는 것이다. 점핑은 제자리에서 뛰는 역동적인 동작인데, 부정적인 감정으로 가라앉은 몸과 마음을 깨워 좋은 에너지를 끌어올리는 역할을 한다.

선생님의 질문에 답을 하면서 아차 싶었다. 감정도, 에너지도 영원한 것이 아닌데, 나는 아무것도 하지 않으면서 긍정적인 감정과 에너지가 오래 지속되기만을 바랐던 것이다. 그러고 보면 UPW에서 받은 에너지가 한 달만 간 게 아니라 한 달 씩이나 지속된 것이 맞다. 아무리 기분 좋은 일이 있어도 그 감정이 한 달이나 유지되기는 어렵다.

좋은 감정은 우울한 감정에 비해 상대적으로 휘발성이 강하다. 우울한 감정은 방치하면 점점 더 커지는데 반해, 좋은 감정은 비교적 빨리 휘발돼 날아가 버린다. 그래서 매일, 꾸준히 내가 기분 좋아지는 일을 해주어야 한다. 내가 좋아하는 맛있는 음식도 먹어주고, 좋아하는 사람과 만나 기분 좋은 대화도 해야 한다. 스스로 나를 기분 좋게 하는 것들의 리스트를 다양하게 만들어 놓고, 수시로 찾아보며 당장 실천가능한 일들을 해주는 것이 좋다.

천인지 체크포인트

감사한 일과 나를 기쁘게 하는 일은 무엇인가?

1. 요즘 나는 어떤 것을 가장 감사하는지 써본다. (10가지)

2. 특별히 감사를 전하고 싶은 사람이 있다면 그에게 감사편지를 써보자.

3. 나를 기쁘게 하는 것, 내가 좋아하는 것을 써보자(20가지).

20가지가 당장 떠오르지 않을 수 있지만 찬찬히 자기를 돌아보며 아주 사소한 것이라도 적어보자.

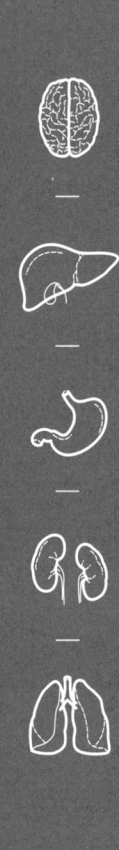
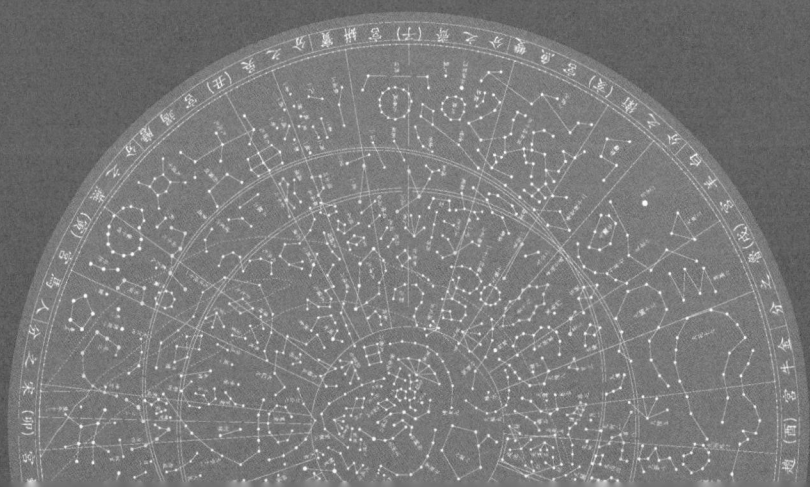

PART 03

인(人) + 지(地)
동 시 치 유 법

몸과 감정이 소통하는
상호작용의 비밀

01

인과 지는
동전의 양면이다

천인지는 각각의 역할이 있지만 대부분 서로 상호작용을 하며 영향을 주고받는다. 특히 인(감정)과 지(몸)는 동전의 양면처럼 밀접한 관련이 있다. 예를 들어 스트레스를 받으면 화, 짜증, 우울, 분노와 같은 부정적인 감정이 올라오면서 몸도 긴장된다. 몸이 굳어 어깨나 목이 뻣뻣해지기도 하고, 호흡과 맥박이 거칠어지고, 얼굴도 붉어질 수 있다. 반대로 몸이 아파도 감정이 영향을 받는다. 몸이 아픈데 기분이 좋을 수 없다. 힘들고, 짜증나고, 우울해지는 것이 당연하다.

이처럼 인과 지는 서로 밀접하게 영향을 주고받기 때문에 인을 치유하면 지도 함께 좋아지거나 반대로 지를 치유하면 인도 함께 좋아지는 경우가 많다. 물론 아픈 원인이 인으로부터 시작했다면 인을, 지로부터 시작했다면 지를 우선적으로 치료해야 하지만 인과 지는 동전의 양면과 같아 인과 지 모두를 동시에 살필 때 치유 효과는 극대화될 수 있다.

몸이 아프면 감정도 당연히 아프다

어렸을 때부터 건강체질이었던 나는 크게 아파 본 적이 없다. 한의사가 된 후에는 내 체질에 맞는 보약을 스스로 지어 먹으면서 건강관리를 열심히 했다. 그런 노력 덕분에 흔한 감기조차 잘 걸리지 않았다. 그런 내가 암 환자들이 감당해야 하는 우울, 불안, 두려움, 공포 등의 부정적인 감정이 어느 만큼의 깊이일지 이해하는 데는 한계가 있었다. 이해는커녕 한편으로는 왜 부정적인 감정이 암을 악화시킬 수 있으니 마음에 쌓아두지 말고 내보내야 한다고 아무리 이야기를 해도 여전히 빠져나오지 못하는지 안타까웠고, 한편으로는 답답할 때도 있었다.

하지만 발목이 골절돼 한 동안 고생하면서 깊게 반성했다. 골절은 시간이 지나면 자연스럽게 낫는 병이다. 암과는 비교할 수도 없는 가벼운 질병에 속한다고 할 수 있다. 그럼에도 발목이 골절돼 제대로 설 수도 없고, 걷지도 못하고, 머리를 감는 것과 같은 가벼운 일상생활마저 편하게 하지 못하자 기분이 바닥까지 떨어졌다. 마치 자이로드롭을 타고 높은 곳까지 올라갔다 순식간에 추락한 그런 느낌이었다. 나를 감싸고 있던 어떤 견고한 막에 구멍이 나서 에너지가 술술 빠져나가 껍데기만 남은 듯했다.

우울하고 무기력한 감정에서 벗어나기가 쉽지 않았다. 신나는 음악을 듣거나 평소 좋아하던 맛있는 커피를 마시면 잠시 기분이 나아지는 듯싶다가도 붕대가 칭칭 감겨있는 발목을 보면 금세 우울해지곤 했다.

아버지가 크게 아프셨을 때도 비슷한 감정을 느꼈다. 2년 전 아버지가 뇌경색으로 의식을 잃고 좌측 반신이 마비된 적이 있다. 그때 아버지를 잃어버릴 수도 있다는 공포감에 온 몸이 굳었었다. 사랑하는 가족이 아파도 이렇게 마음이 힘든데, 자신이 암과 같은 고차원적인 병에 걸리면 얼마나 더 힘들까 싶어 그동안 환자들의 마음을 온전히 이해하지 못한 게 몹시 미안했다.

몸과 감정의 파장은 비슷하다. 몸이 좋을 때는 긍정적인 감정의 파장을 끌어당기고, 몸이 아플 때는 부정적인 감정의 파장을 끌어당긴다. 그래서 몸 상태가 좋으면 기분도 덩달아 좋아지고, 몸이 아프면 기분이 처지고 우울해지는 것이다. 그러니 치료가 쉽지만은 않은 암에 걸리면 당연히 불안하고 두렵고, 우울할 수밖에 없다.

몸이 아파 생긴 부정적인 감정은 몸이 좋아지면 자연스럽게 사라지는 경우가 많다. 나의 경우 골절된 발목이 좋아지면서 감정도 함께 좋아졌다. 걸을 때 발목에 힘이 주어지는 것을 느끼며 안도했고, 편하게 걸을 수 있게 되면서 다시 찾은 일상에 감사했다.

이처럼 몸이 아플 때 마음이 함께 아픈 건 자연스러운 현상이다. 하지만 몸이 아픈 정도보다 부정적인 감정의 파동이 지나치게 세다면 그건 병리적인 감정이다. 병리적인 감정은 몸이 회복되어도 없어지지 않고 계속 몸과 마음을 아프게 할 수 있기 때문에 경계해야 한다.

사실 암 초기에는 증상이 거의 없다. 그럼에도 우연히 건강검진을 통해 암 진단을 받으면 갑자기 온갖 증상이 나타난다. 통증이 느껴지기도 하고, 소화도 안 되고, 열이 나는 것도 같다. 이는 두려움과 공포와 같은 부정적인 감정이 만들어낸 증상이다. 인(감정)이 지(몸)의 반응을 끌어낸 것이다.

이러한 인과 지의 반응을 서양의학에서는 '신체화'라고 한다. 아이들이 학교 가기 싫을 때 배가 아프다거나 머리가 아프다고 많이 하는데, 부모들은 꾀병이라며 아이를 혼낸다. 하지만 아이들이 거짓말을 하는 것이 아니다. 학교 가기 싫어하는 심리적, 감정적 요인이 증폭되어 신체적 증상으로 나타난 것이다.

거짓말은 아니지만 신체적 증상으로 나타나는 감정은 정상의 범주를 넘어선 병리적인 감정이다. 병리적인 감정의 파장은 자연스럽게 생길 수 있는 부정적인 감정의 파장보다 훨씬 강력해 암을 악화시킬 수 있다. 그러니 몸이 아파 생기는 부정적인 감정을 낯설어하거나 경계할 필요는 없지만 도가 지나친 병리적인 감정은 인과 지 모두를 더 악화시킬 수 있으니 조심해야 한다.

장기가 감정을 주관하는 뿌리이다

서양의학에서는 감정을 뇌의 반응이라 본다. 19세기 후반부터 서양의학은 뇌 중에서도 깊숙한 곳에 위치한 '변연계'라는 뇌에서 감정을 주관한다고 보기 시작했고, 20세기 들어서면서부터는 정설로 굳어졌다. 감정의 뇌라고도 불리는 변연계는 해마, 편도체, 시상하부, 뇌궁, 변연피질 등으로 이루어져 있고, 감정이라는 신호가 강하게 시작되는 곳, 즉 감정을 만들어내는 곳이라 이해하면 된다.

한의학에서는 감정을 보는 관점이 조금 다르다. 장기가 감정을 주관하는 뿌리가 되고, 그 장부의 에너지는 뿌리에서 뻗어져 나간 가지처럼 뇌의 각 부위와(지:전두엽, 소뇌, 인:측두엽, 뇌하수체, 변연계, 천:후두엽, 뇌간) 기능적으로 상호 연결되어 있다고 본다.

우선 심장은 생명을 유지하는 데 가장 중요한 역할을 한다. 심장이 뛰지 않으면 생명은 끝이 난다. 그래서 심장은 생명의 안정감과 연결된다. 살다 보면 여러 가지 어려움을 겪고 고통을 받을 수도 있지만 그럼에도 불구하고 살아있다는 것은 축복이고 기쁨이다. 심장이 '기쁨'을 관장하는 장기인 이유가 여기에 있다.

폐는 '슬픔'을 관장하는 장기이다. 한의학에서는 '슬픔이 폐를 상하게 한다'고 말한다. 실제로 슬퍼서 울다 보면 숨이 턱턱 막혀 주먹으로 가슴을 치는 경우가 있는데, 슬픔이 폐에 직접적인 영향을 미치기 때문이다.

간은 '분노'와 관련이 있다. 오장육부 중 간은 전신의 기운을 소통시켜 기(氣)와 혈(血)이 잘 순환될 수 있도록 하고, 소화를 돕는 역할도 한다. 무엇보다 간은 풍요의 장기로서 감정의 풍요로움과 영양의 풍요로움이 간에 필수적인 에너지이다. 분노는 화, 짜증 등의 감정과도 결이 같은데, 이런 감정이 계속 쌓이면 간이 상할 수 있다.

폐와 간은 기본적으로 다른 감정을 관장하지만 두 장기는 에너지 경락 라인으로 서로 밀접히 연결되어 반응하고 움직이기도 한다. 예를 들어 똑같은 사건과 마주했을 때 어떤 사람은 슬퍼하고, 어떤 사람은 분노할 수 있다. 이는 각 개인의 체질적인 장기의 구조와 기능의 강도 차이에서 온다. 즉 슬픔을 주관하는 폐가 큰 사람은 슬퍼하는 반응으로 나오고, 분노를 주관하는 간이 큰 사람은 분노의 감정이 앞서게 되는 것이다.

신장은 '두려움'이라는 감정을 주관하는 장기다. 단순한 두려움이 아니라 생명을 위협하는 두려움과 관련이 있다. 생명의 위협을 느끼면 우리는 본능적으로 상대와 싸우거나 도망가거나 둘 중 하나를 선택한다. 도망가든, 싸우든 어떤 것을 선택해도 우리 몸은 에너지를 최대한 끌어 모아 힘을 내야 한다. 이 역할을 하는 것이 신장 위에 얹혀 있는 아주 작고 가벼운 '부신'이라는 장기이다.

부신은 위험을 감지한 뇌가 신호를 보내면 부신피질호르몬, 아드레날린, 노르아드레날린 등의 호르몬을 분비해 호흡 수와 심장 박동 수를 증가시키고 근육으로 혈액이 펌핑되어 최대의 힘을 발휘할 수 있게 만든다. 신장과 부신은 족소음신경락과 연결되어 있는데, 이 경락은 뇌와 몸 사이의 중추적인 정보가 소통하는 경로인 척수 중심을 따라 흐른다.

폐와 간이 세트이듯 신장은 심장과 세트이다. 두려움을 관장하는 신장과 기쁨을 관장하는 심장이 어떻게 한 세트인지 의아할 수도 있다. 하지만 앞에서도 이야기했듯이 신장이 관장하는 두려움은 생존을 위한 감정이다. 심장이 생명 자체와 관련이 있다면 신장은 소중한 생명을 위협하는 무언가를 인지해 두려움이라는 감정으로 경고해 피할 수 있도록 하는 것이다. 결국 심장과 신장은 궁극적으로 생명을 유지하는 데 중요한 역할을 하는 장기이다.

췌장은 위와 더불어 '생각(思)'을 관장하는 장기이다. 생각은 그 자체로 감정은 아니지만 어떤 생각을 하느냐에 따라 감정이 달라질 수 있으므로 감정과 밀접한 장기이다. 생각과 감정은 서로 밀접한 영향을 주고받는다. 긍정적인 생각을 많이 하면 감정도 긍정적인 방향으로 가고, 부정적인 생각을 많이 하면 감정도 부정적인 방향으로 흐르기 쉽다.

이처럼 장기(지)와 감정(인)은 직접적으로 연결되어 있다. 이를 이해하면 자신을 괴롭히는 주 감정이 무엇인가에 따라 그에 맞는 적절한 치유를 할 수 있을 것이다. 예를 들어 간이 안 좋아 늘 피곤하고 짜증을 많이 부린다면 감정을 아무리 좋게 가지려고 해도 한계가 있다. 감정의 근원인 간을 편안하고 건강하게 만들기 위한 노력을 병행해야 인과 지 모두가 효과적으로 치유된다.

화와 분노는 간이 주관하는 감정이다. 따라서 화를 많이 내면 간이 상하기 쉽고, 간이 상하면 화를 더 참지 못해 화가 더 커지는 악순환이 되풀이될 수 있다. 이런 연결고리를 안다면 화가 치밀어오를 때 전보다는 조금은 수월하게 화를 가라앉힐 수도 있을 것이다. 반복되는 화에 간이 이미 손상되었다면 방치하지 말고 간에 좋은 음식과 충분한 수면과 휴식 그리고 적절한 한약치료를 하는 것이 바람직하다.

최근에는 서양의학에서도 뇌만이 아니라 다른 장기도 감정에 영향을 미친다는 것을 인정하는 분위기다. 가장 대표적인 기관이 '장'이다. 십이지장, 소장, 대장과 같은 소화기관을 통틀어 장이라 부르는데, 이 장은 '제2의 뇌'라고 불릴 정도로 뇌와 적극적으로 소통하며 감정, 기분, 인지능력, 수면 등에 영향을 미친다. 장 건강이 좋지 못하면 기분이 나빠지고 우울, 불안해지는 것은 결코 우연히 아니다.

히포크라테스 시절에는 한의학과 서양의학의 출발점이 비슷했다. 하지만 서양의학이 미시적인 것을 찾아나가면서 구체화되고 구조의 근거를 찾아가는 방식으로 발전하면서 한의학과 서양의학의 거리는 점점 멀어지는 듯이 보였다. 하지만 최근 서양 뇌과학이 변화하는 것을 보면 결국 본질과 핵심에 접근할수록 한의학과 서양의학이 겹치고 비슷한 부분이 많다는 것을 느낀다.

감정이 뇌만의 문제가 아님은 분명하다. 따라서 감정을 바꾸려고 할 때 단지 뇌만이 아닌 우리 몸의 오장육부까지 살피면 내가 원하는 감정으로 내 몸을 채우기가 좀 더 수월해진다.

천인지적 감정, 경락을 따라 흐른다

천인지 관점에서 보았을 때 감정은 '인'에 속한다. 하지만 인 속으로 들어가면 인은 또다시 천인지로 구분된다. 천인지 모든 것이 그렇다. 세상을 지배하는 원리는 크게 천, 인, 지로 구분되지만 각각으로 들어가면 천인지가 모두 있다. 결국 천인지는 3개이면서도 동시에 하나인 우주와 세상을 법칙이자 원리인 셈이다.

감정(인)이라는 큰 범주에서 다시 세분화되는 천인지는 각각 색깔이 좀 다르다. 인(人)은 영(靈)의 믿음의 영역인 천(天)과 육(肉)의 본능의 영역인 지(地) 사이에서 균형을 잡는 역할을 한다. 그러다 보니 균형을 잡는 과정에서 여러 가지 감정과 생각으로 힘들어할 수 있다.

천은 감정이라기보다는 막연한 느낌이다. 천이 믿음의 영역이다 보니 막연하게 좋은 느낌과 나쁜 느낌으로 표현되는데, 크게 보면 이런 느낌도 감정이라 할 수 있다. 구체적이지는 않지만 몸에서 본능적인 불편감을 느끼면 막연한 불안감으로, 반대로 좋은 느낌을 받으면 막연한 희망으로 이어지기 때문이다.

지는 좀 더 본능적인, 짐승적인 육감과 관련이 있다. 배가 침몰하기 전에 쥐들이 본능적으로 위험을 감지하고 먼저 배에서 탈출하는 식의 육감이다.

이러한 감정은 경락을 따라 흐른다. 경락은 기(氣)와 혈(血)이 흐르는 통로인데, 감정도 이 경락을 통해 움직인다. 우리 몸의 경락은 총 12개인데, 경락도 천, 인, 지로 구분된다. 각각의 경락에 따라 주로 흐르는 감정이 다르다.

예를 들어 수태음폐경은 슬픔을 주관하는 폐가 포함되어 있는 경락이어서 이 경락을 통해 흐르는 감정 또한 슬픔이다. 수양명대장경은 인내, 족양명위경은 활력과 열정, 족태음비경은 사고, 의지, 목표하는 감정, 수궐음심포경은 수용, 수소양삼초경은 인정하는 감정, 족소양담경은 이성적인 판단의 감정, 족궐음간경은 성 에너지와 관계에서 오는 열정과 기쁨, 만족감과 관련이 있다. 족태양방광경은 끈기, 평안, 꾸준함과 연결된다. 수소음심경은 본연의 기쁨, 본연의 평안과 온전한 기쁨을 관장한다.

이처럼 감정은 종류에 따라 흐르는 경락이 다르다. 따라서 어떤 감정에 사로잡혀 있을 때 그 감정이 흐르는 경락이 지나는 부위에 반응이 나타날 수도 있다. 기쁠 때 심장이 뛰거나 화가 날 때 얼굴이 붉어지고, 뒷골이 당기면서 가슴에 불이 난 것 같은 느낌이 들 수 있는데, 대부분 해당 감정이 흐르는 경락이 지나는 길과 일치하는 경우가 많다.

하지만 감정이 경락을 흐르면서 몸에 반응을 보인다는 것을 인정하는 사람들은 많지 않다. 화가 나서 목이 뻐근한 것인데, 잠을 잘 못 자서 목이 아프다고 말하는 식이다. 이는 자신의 감정을 잘 알아차리지 못하고 인정해주지 않는 사람들에게서 많이 나타나는 현상이다.

12경락과 감정

구분	경락이름	감정 표현	위치
천	수소음심경	인간 본연의 평안과 온전한 기쁨, 만족	심장 옆 겨드랑이에서 나와 새끼손가락으로 연결
	수태양소장경	초조, 불안, 신경질, 책임, 방어	새끼손가락에서 시작해 팔 뒤쪽으로 이어져 귀까지 연결
	족태양방광경	끈기, 굳건함, 꾸준함, 성실함, 책임감	안면 미간에서 뒷머리로 연결돼 등을 거쳐 새끼발가락까지 연결
	족소음신경	버팀, 생존의식, 굳건한 생명의 뿌리, 안전함	발바닥 중심에서 척수 안쪽으로 상승해서 돌아감
인	수궐음심포경	수용, 섬세함, 포용	심장에서 겨드랑이를 거쳐 가운데 손가락까지 연결
	수소양삼초경	인정, 판단, 결정, 명민함	넷째 손가락에서 시작해 어깨를 지나 귀를 한바퀴 돌면서 연결
	족소양담경	용기, 담대함, 명민하고 예리함, 굳건함	눈초리부터 시작해 귀를 감싸고 지나 측면을 따라 넷째 발가락까지 연결
	족궐음간경	성 에너지, 관계에서 오는 열정과 기쁨, 만족감, 충족감, 배부름, 풍요로움, 충만감	엄지발가락에서 시작해 생식기, 위, 간, 횡격막, 옆구리를 거쳐 눈까지 연결
지	수태음폐경	슬픔, (감정적) 수용적, 용납함, 인내함	내장에서 시작해 쇄골 및 폐를 지나 엄지손가락으로 연결
	수양명대장경	(현실적) 수용적, 용납함, 인내함	집게손가락에서 시작해 얼굴, 입까지 연결
	족양명위경	열정, 열심, 풍요로움	눈 밑에서 시작해 코, 입 등을 거쳐 복부를 지나 둘째 발가락까지 연결
	족태음비경	사고, 뜻, 의지, 집중, 목표하는 감정, 든든함, 안정감, 풍요로움	엄지발가락에서 시작해 복부장기를 연결

감정과 몸의 반응은 연결되어 있다. 감정의 종류에 따라 어떤 경락을 통해 흐르는지만 알아두어도 현재의 내 감정이 무엇인지 알아차리고, 몸의 반응을 이해하는 데 도움이 된다. 이런 과정을 통해 인과 지는 자연스럽게 치유될 수도 있다.

02

암 종류별로
핵심 감정 코드가 다르다

많은 암 환자들과 상담하면서 '내 몸은 내 말을 듣는다'는 것을 확인하곤 한다. 여기서 말은 감정이다. 말과 감정은 모두 인의 영역인데, 지에 해당하는 몸은 감정에 민감하게 반응한다. 어떤 상태에서 어떤 감정을 오래 품었는지에 따라 반응하는 몸의 영역도 다르다. 한 예로 '사는 게 너무 힘들어 죽고 싶다'는 감정을 많이 느끼면 '췌장'이 반응한다. 또한 억울함이 주 감정이면 폐가 반응한다. 아픈 감정들에 몸이 지속적으로 반응하면서 상처를 받으면 암이 발생할 수 있다.

실제로 내가 만난 암 환자들에겐 저마다의 아픈 스토리가 있었다. 처음부터 의도했던 것은 아닌데, 암 환자들을 많이 진료하면서 암 종류별로 다른 감정적인 스트레스가 작용한 경우가 많다는 것을 발견했다. 경락 심리와 장부의 기능 및 구조를 통해 원리적으로 어떤 감정적 스트레스를 많이 받았을 때 어떤 암이 생길 확률이 높아진다는 것을 유추할 수 있다. 비록 과학적으로 입증할 수는 없지만 임상에서 가설이 대부분 일치한다는 것을 귀납적으로 발견한 것은 암 환자들을 치료하는 데 큰 도움이 되었다.

나를 괴롭히는 핵심 감정이 무엇인지를 알면 암을 치료하는 데도 도움이 되지만 암을 예방하는 데도 도움이 된다. 예를 들어 억울한 감정이 폐암을 부른다는 것을 이해하면 억울함을 묵묵히 참고 견디지만 말고, 감정을 이해하고 풀려고 노력하면서 암을 예방할 수 있다.

아픈 감정은 그대로 몸에 기록된다. 감정을 오래 방치할수록 몸에 새겨진 흔적도 깊어지니 어떤 감정이 어떤 암을 불러올 수 있는지를 이해하고, 미리 아픈 감정을 치유해 암을 예방할 수 있기를 바란다.

간암, 풍요로움을 상실할 때 생긴다

간암은 일반적으로 B형 간염보균자이거나 가족력이 원인이 되는 경우가 많다. 또한 원래 간은 풍요의 장기이다. 물질적인 풍요는 물론이고 감정적인 풍요를 추구하는데, 이 풍요로움을 제대로 충족시켜주지 못하거나 상실하면 간암이 생기기 쉽다.

평생을 성실하게 일하고 검소하게 살았던 분이 60세가 채 안 돼 간암선고를 받았다. 젊었을 때 고생해야 노후를 편하게 보낼 수 있다는 생각에 먹고 싶은 것 참고, 하고 싶은 것 참으면서 악착같이 돈을 모았다. 덕분에 정년퇴

직을 앞두고 시골에 멋진 세컨드 하우스를 마련하고 행복한 노후를 꿈꾸었는데, 덜컥 간암 진단을 받았다.

그분뿐만 아니라 대부분의 간암 환자들은 인색하고 까다로운 편이다. 인색함에 가장 취약한 장기가 바로 풍요의 장기인 '간'이다. 그것이 음식과 돈과 같은 물질적 풍요이든, 감정적인 풍요이든 결핍되면 간이 병들기 쉽다.

물질적으로 넉넉하게 살다가 사건사고로 어느 날 큰돈을 잃었다든가, 주식이 폭락해 하루아침에 빚더미에 올라앉아 경제적으로 어려워져도 간이 타격을 입는다. 또한 물질적으로는 풍요로워도 감정적으로 인색한 것도 간의 본질에 반한다. 그래서 유난히 자신에 대해 엄격해 스스로를 칭찬하기보다 질책하는 사람도 간암에 취약하다.

이처럼 간암은 물질적으로든, 감정적으로든 풍요로움이 부족해 생기는 병이니, 간암 환자들은 자신에게 좀 더 너그러워지고, 좋아하는 음식도 충분히 먹고, 평소 하고 싶었던 걸 하는 것이 곧 치료이다. 경제적으로 어려워 간에게 물질적인 풍요를 제공할 형편이 안 된다면 감정적인 풍요라도 만끽하게 해주어야 한다. 질책보다 자신을 응원하고 칭찬해주는 것만으로도 간의 본질이 유지될 수 있기 때문이다.

폐암과 대장암, 많이 참는 사람에게 잘 생긴다

암 환자들 중 대체적으로 폐암 환자와 대장암 환자들은 무던한 편이다. 마음이 착해 억울한 일을 당해도 화를 내지 못하고 혼자서 꾹꾹 참는다. 분노하기보다는 슬퍼하는데, 슬픔을 관장하는 장기가 '폐'이다 보니 너무 오래 슬프고 억울한 감정을 누르다 보면 폐가 상하기 쉽다.

십 수 년 동안 길고양이에게 마음을 쓴 팻맘이 있다. 주기적으로 길고양이에게 밥을 주다 보면 별의별 사람을 다 만난다. 길고양이에게 밥을 줘서 많이 몰려 왔다든가, 그렇게 길고양이가 좋으면 네가 다 갖다 키우라든가, 길고양이들이 음식물 쓰레기통을 뒤져서 지저분해 못살겠다든가 등 온갖 이유로 항의를 한다.

열심히 설득도 하고, 양해를 구했지만 아랑곳하지 않고 목소리를 높이는 분들이 많았다. 그때마다 함께 언성을 높이며 싸울 수는 없어 참고 또 참았다. 그러다 목소리가 자꾸 쉬어서 병원에 가서 검사를 했는데, 폐암이라는 진단을 받았다. 다행히 초기여서 수술하고 건강을 되찾았다.

치매로 고생하는 시어머니를 보살핀 중년 여성도 비슷한 경우다. 수시로 먼 길인데도 불구하고 버스를 타고 다니며 시어머니 집에 가서 지극정성으로 식사도 챙기고 살림도 다 했는데, 시어머니가 차마 입에 담지 못할 욕을 많이 하셨다. 치매 때문일 것이라 이해는 하면서도 지속적인 욕설을 듣다 보니 억울함이 쌓였고, 마음에 깊은 상처를 입었다. 그럼에도 불구하고 그 마음의 상처를 치유하지 않고 무조건 참고 견디다 폐암에 걸리고 말았다.

또 다른 착한 분은 가족을 부양하기 위해 너무나도 싫은 직장을 그만두지 못하고 참고 다녔다. 직장을 그만두고 다른 직장을 구할 수도 있었지만 비축해둔 여유자금이 없어 한 달이라도 돈을 벌지 못하면 당장 생활고에 시달릴 수밖에 없었기 때문이다. 그렇게 5년을 참다 대장암에 걸렸다.

폐암과 대장암에 걸린 사람들의 성향이 비슷한 이유는 폐와 대장이 부부 관계에 있기 때문이다. 구조적으로 폐는 장기 중에 제일 위에 있고, 대장은 제일 밑에 있지만 둘 다 기(氣)와 진액(液)을 조절하는 일을 한다. 기능적으로 경락 순행은 폐경락과 대장경락이 바로 옆에 붙어있다. 대장이 안 좋으면 팔에 있는 경락 부위에 반응이 나타나기도 한다. 폐는 공기를 들이마셔 기(氣)를 우리 몸속에 공급하는 한편, 숨을 내쉬면서 나쁜 기(氣)를 배출한다. 대장은 대변에서 우리 몸에 필요한 진액을 최대한 흡수하고 불필요한 찌꺼기를 몸 밖으로 내보낸다. 서로 위치는 멀지만 기능적으로는 기와 진액을 조절하는 같은 일을 하기 때문에 성질도 비슷하다.

인간을 변하지 않는 8가지 체질로 구분하여 이를 바탕으로 생리 및 병리 현상을 설명하고 치료하는 8체질의학에서도 폐와 대장이 밀접한 관련이 있는 것으로 보았다. 즉, 폐가 크면 대장이 길고, 폐가 작으면 대장이 짧다는 것이 8체질의학의 견해이다.

폐암과 대장암은 모두 내가 참기 때문에 생기지만 참는 이유는 조금 다르다. 폐는 체간 공간에서 천의 부위인 횡격막 상부에 위치하여, 참더라도 감정적인 참음이 원인이 된다. 주변에 분노를 유발하는 감정적 이유가 있는데 참을 때 폐암이 된다. 대장암은 체간 공간에서 지의 부위인 골반강에 위치하여 현실적인 이유가 도화선이 되는 경우가 많다. 경제적인 어려움과 같은 현실적인 문제 때문에 억지로 참을 때는 지의 공간인 대장에서 병이 생긴다. 따라서 폐암과 대장암 환자는 너무 참으면 안 된다. 감정이 올라오거나 스트레스를 받으면 억누르지 말고 표현하고 표출해 주어야 한다.

제일 바람직한 것은 참지 말고 싫은 건 하지 말고 싫으면 싫다고 분명하게 말하는 것이다. 하지만 생계나 현실적인 이유로 싫어도 억지로 해야 하는 상황이 있을 수도 있다. 그럴 때는 노래를 하든, 운동을 하든, 명상을 하든, 자신이 좋아하는 방식으로 병리적인 감정을 밖으로 내보내고 스트레스를 관리해야 건강할 수 있다.

갑상선암, 선택과 중재의 무게를 못 이겨 생긴다

갑상선은 목에 위치해 있다. 목은 위로는 머리를 받들고, 아래로는 몸을 이어주는 가교 역할을 한다. 또한 갑상선은 경락으로 간과 연결되어 있다. 간 경락은 감정을 주관하는 뿌리이다. 이런 갑상선의 특성상 선택의 기로에서 감정적 고통을 지속적으로 느낄 때 갑상선에 병이 날 수 있다.

중간에 끼어 있어도 역할을 잘하면 갑상선이 공격을 당하지 않는다. 하지만 이도 저도 못하고 눈치만 보면서 애를 태우면 갑상선에 부하가 걸리고, 결국에는 암이 생길 수도 있다.

부인과 부모 사이에 갈등이 너무 심한데, 중간에서 어느 한 쪽의 편을 들지도 못하고, 그렇다고 갈등을 현명하게 중재하지도 못했던 환자가 있다. 그 스트레스가 쌓이면서 갑상선에 양성 종양이 생겼다. 그때부터라도 부모와 부인 사이의 갈등을 현명하게 중재하고 스트레스를 줄였으면 좋았을 텐데, 그러지 못하고 여전히 힘들게 지내다 결국 갑상선암에 걸렸다.

솔직히 왜 중간에서 역할을 잘하지 못했냐고 환자를 탓하긴 어렵다. 서로 다른 사람 사이에 끼어 그들의 갈등과 불만을 해결한다는 것은 쉬운 일이 아니다. 설령 결과적으로 현명하게 양쪽의 갈등을 완화시켰다 해도, 그 과정에서 오는 스트레스의 무게는 결코 가볍지 않다.

　유난히 선택 장애를 겪는 분들이 있다. 이런 분들은 쉽게 어느 한 쪽을 선택하지도 못하고, 어렵게 선택해도 다음날 선택을 바꾸는 경우가 많은데, 그로 인한 스트레스는 갑상선에 부담을 준다. 따라서 선택 장애가 있는 분들은 '자장면을 먹을까, 짬뽕을 먹을까'처럼 어떤 것을 선택해도 크게 문제 되지 않는 것부터 과감하게 선택하는 연습을 하는 것이 좋다. 그리고 선택한 것에 대해서는 후회하지 않는 연습을 하면 조금씩 좋아질 수 있다.

　선택 장애는 본인에게도 해롭지만 주변 사람들도 많이 피곤하다. 그러면 자칫 대인관계도 안 좋아지고, 그로 인한 스트레스가 또 몸과 마음을 힘들게 할 수 있으니 선택 장애를 해결하기 위해 노력해야 한다.

유방암, 내 감정을 무시하면 찾아온다

유방은 감정을 품는 공간이다. 어떤 감정이든 알아차려주고 인정해 줄 때 유방이라는 공간은 편안하다. 그런데 어떤 이유에서든 내가 내 감정을 인정해주지 않고 무시하면 유방에 문제가 생길 수 있다.

　십여 년 이상 유방에 낭종이 많아 주기적으로 추적 관찰을 하던 분이 있었다. 감정 표현을 잘 못하는 분이라 처음 본 사람들에게 '차갑다'는 오해도 많이 받았다. 감정 표현도 서툴렀지만 자기감정을 살피는 데도 무심했다. 남들이 보면 감정기복 없이 크게 좋은 일도, 나쁜 일도 없이 무탈하게 사는 것 같앉지만 실상은 달랐다. 여리고, 상처도 잘 받는 편인데, 그때마다 아무렇지도 않은 척 자기 감정을 무시했을 뿐이다. 그렇게 자기감정을 보듬어주지 않은 것이 독이 되어 유방암을 만나게 되었다.

또 다른 유방암 환자는 어린애 같은 남편 때문에 남모를 고충을 많이 겪은 분이다. 남편이 경제활동을 하긴 했지만 수입이 적어 가장 역할은 환자분의 차지였다. 남편은 사슴벌레와 거북이를 키우고, 비싼 오디오 시스템을 구비해놓고 음악을 들으며 한량처럼 살았다. 그런 남편이 못 마땅했지만 바람을 피운다든가 다른 치명적인 이유도 없는데 이혼을 하는 것은 아닌 것 같아 애써 자기의 감정을 무시했다. 결국 양측 유방암이 생겼고, 유방 전체를 절제하는 수술을 받았다. 다행히 지금은 완쾌했고, 이혼 후 좋은 남자와 재혼해 행복하게 살고 있다.

두 유방암 환자의 공통점은 자기감정을 무시했다는 것이다. 부정적인 감정이든, 긍정적인 감정이든 내 감정은 소중한 것이다. 어찌 보면 유방암은 내 감정을 잘 들여다보고, 상처받은 마음이 잘 회복될 수 있도록 내 감정을 존중하라는 메시지라 할 수 있다. 힘들 때 "괜찮아, 이까짓 것 아무것도 아니야" 무시하지 말고 먼저 자신의 힘겨운 감정을 인정하고 알아주어야 한다. 그리고 그 이후에도 자신을 더 사랑하고 챙겨주어야 한다. 언제나 자신을 위한 최선의 선택을 해야 한다.

난소암, 내 뜻대로 안 돼 화가 날 때 잘 생긴다

난소는 생명의 씨앗인 난자를 품고 있는 장기로, 여성의 장기 중에서는 가장 적극적인 장기라 할 수 있다. 여성의 건강과 아름다움을 책임지는 여성 호르몬을 분비하는 것은 물론 주기적으로 난소를 배란해 새로운 생명을 잉태할 수 있도록 노력한다. 이처럼 난소는 적극적인 장기이므로, 자기 뜻을 펼치는 데 문제가 생겨 감정적으로 불안전할 때 병이 나기 쉽다. 감정의 골이 깊지 않으면 낭종에서 끝나지만 오랜 시간 감정의 늪에서 고통을 당하면 암으로 진행할 수 있다.

남편이 뜻대로 움직여주지 않아 스트레스를 받아 난소암 진단을 받은 환자가 있었다. 혼자 잘 살려고 그런 것도 아니고, 아이들 잘 키우고, 부모님 잘 모시기 위해서 남편에게 '이렇게 했으면 좋겠다, 저렇게 도와주면 좋겠다' 아무리 이야기를 해도 남편은 한 귀로 듣고 한 귀로 흘렸다. 그때마다 속이 상해 이혼도 여러 번 생각했다.

그런데 아내가 난소암 진단을 받자 남편이 달라졌다. 평생 집안 신경 안 쓰고 밖으로만 돌던 남편이 끔찍하게 아내를 챙기기 시작했다. 한의원에 올 때도 꼭 함께 오고, 세심하게 아내의 상태를 살폈다.

"저 양반은 평생을 늦게 들어오더니, 내가 아프니까 이제 일찍 들어오네요."

환자는 퉁명스러운 목소리로 이야기했지만 표정은 싫지 않은 기색이었다. 진즉에 남편이 아내의 뜻을 따라주었다면 어쩌면 난소암이 생기지 않았을 수도 있다. 좀 늦었지만 남편의 변화는 분명 난소암을 극복하는 데 도움이 될 것이다.

하지만 누군가를 내 뜻대로 움직이게 하는 것은 현실적으로 불가능에 가까운 일이다. 사람뿐만 아니라 일도 마찬가지이다. 언제든 변수가 생길 수 있고, 뜻하는 바를 이루지 못하는 경우가 더 많다. 따라서 사람이든 일이든 내 뜻대로만 움직이려 하는 마음을 조금 내려놓으면 감정은 훨씬 편안해진다. 특히 배우자는 내 뜻대로 움직이지 않는다고 화를 내거나 미워하면 감정의 골이 깊어질 뿐이다. 배우자를 이해하고 내가 변하려 노력해야 난소도 건강할 수 있다.

죽고 싶은 마음이 췌장암을 부른다

췌장은 우리 몸 중심의 가장 깊숙한 곳에 위치한 장기이다. 인생에서 가장 중요한 관계는 우선 나 자신과 부모 그리고 부부 관계라 할 수 있다. 이 중요한 관계에서 문제가 생기면 그 아픔이 췌장에 기록되는 경우가 많다.

실제로 췌장암 환자들의 스토리를 들어 보면 대부분 자기혐오, 조실부모(早失父母), 부부갈등 중 하나의 문제를 갖고 있었다. 조실부모는 일찍 돌아가신 부모님을 너무 그리워하다 마음의 병이 들고, 부모님이 돌아가신 나이하고 비슷한 시점에 부모를 따라 가고 싶은 마음이 드는 경우다. 자신은 의식하지 못하지만 무의식에 조실부모한 아픔이 췌장에 새겨져 자기도 모르는 사이에 죽고 싶은 마음이 드는 것이다. 사랑하고 보고 싶은 부모님을 만나려면 죽어야 만날 수 있으니까, 암을 무의식에서 허용하는 것이다. 이런 경우는 악성도가 높은 췌장암이 생기기 쉽다. 내가 상담했던 췌장암 환자 중 꽤 많은 케이스가 조실부모가 감정의 핵심코드였다.

부부 문제로 췌장암이 오는 경우도 많다. 부부 코드는 관계가 너무 나빠 '배우자를 죽이고 싶은데 차마 죽일 수 없으니 차라리 내가 죽어서 너를 떠나자' 라는 마음이 드는 경우가 대부분인데, 그 반대의 경우도 있다. 조실부모 케이스처럼 배우자를 너무 사랑해 따라 가는 경우도 있다. 실제로 평생을 잉꼬부부로 살다 남편이 먼저 세상을 떠났는데, 몇 개 월 후 아내가 췌장암에 걸려 남편 뒤를 따라간 사례가 있었다.

마지막으로 자기혐오도 많이 관찰된다. 자신에 대한 미움과 혐오가 커서 살고 싶은 마음이 없어 췌장암에 걸린 분들이 있는데, 이런 분들은 대체적으로 치료를 제대로 하지 않는 경향이 있다.

췌장암은 보면 볼수록 무의식적으로 죽음을 선택하는 암이라는 생각이 든다. 죽고 싶을 만큼 마음의 상처가 크니 치료에도 적극적이지 않다. 췌장암을 극복하기 위해서는 우선 내 마음부터 돌아봐야 한다. 나 자신을 있는 그대로 인정하고 사랑하기부터 실천해야 한다.

사실 췌장암의 세 가지 원인 중 조실부모 케이스는 돌이키기가 가장 어려웠다. 그런데 조실부모라는 같은 환경에서도 아들 둘은 비슷한 시기에 췌장암으로 사망했지만, 딸은 췌장암에 걸리지 않았던 사례가 있다. 유전적인 이유나 다른 이유가 있을 수 있지만 임상경험으로 볼 때 다른 가족과의 유대가 중요한 변수가 된다고 본다. 딸의 경우 지금 현실에서 새로운 가족(배우자와 자녀들)들과의 관계가 끈끈하면서도 단단했는데, 그것이 다른 남자형제들처럼 췌장암에 걸리지 않게 하는데 도움이 되었다는 생각이다.

꼭 가족이 아니어도 가족 못지않은 끈끈한 관계가 있어도 췌장암이 생기지 않거나 생겨도 예후가 좋을 수 있다. 초기에 췌장암을 발견해 수술 후 건강하게 잘 지내던 분이 있었다. 그 분도 조실부모 케이스였는데, 가족은 있었지만 서로 애정이 깊지 않았다. 대신 세상에서 가장 믿고 의지하던 오랜 단짝 친구가 있었는데 그 친구가 사망하자 췌장암이 재발해 결국 돌아가셨다.

자기혐오 케이스도 어려웠다. 자기를 미워하는 게 습관이 된 사람이 단기간에 자기를 인정하고 존중하고 사랑하는 것은 무척 어려운 일이어서 예후가 좋지 않은 경우가 많았다. 부부갈등으로 췌장암이 생긴 경우는 조실부모나 자기혐오에 비해 예후가 좋은 편이었다. 갈등으로 골이 깊었던 부부가 극적으로 화해하고 갈등을 제공했던 배우자가 완전히 태도를 바꾼 경우 치유가 일어나는 케이스를 몇 건 목격했다.

자기혐오, 부부갈등 등으로 너무 힘들면 고통스러운 감정을 쌓아두지 말고 말로라도 표현을 했으면 좋겠다. 그러면 췌장암까지는 안 갈 수도 있다. 너무 참지 말고 자신의 감정에 솔직하도록 노력했으면 좋겠다. 무엇보다 생명의 1법칙인 '자기 자신을 있는 모습 그대로 인정하고 존중하고 사랑하기'를 실천했으면 좋겠다. 자기 사랑을 날마다 실천하면 역시 날마다 우리 면역세포들이 암세포를 청소하고 죽인다.

지금부터라도 자기사랑을 적극적으로 실천해보자. 내 감정을 적극적으로 들여다보고 알아차려주자. 그리고 진짜 사랑의 감정을 내 온몸에 채워보고 느껴보자. 생명 에너지는 사랑 에너지이다. 내 몸과 마음이 사랑으로 충만할 때 우리는 건강과 생명을 충분히 누릴 수 있다.

03

우울할 때
몸을 움직여야 하는 이유

"우울한 기분에 속지 않으려고 노력해요. 이 기분 절대 영원하지 않고 5분 만에 바꿀 수 있다는 생각으로 몸을 움직여야 해요, 진짜로!"

언젠가 아이유가 EDAM엔터테인먼트 유튜브 Q&A에서 한 말이다. 그 말을 듣고 내심 깜짝 놀랐다. 몸(지)과 감정(인)은 동전의 양면처럼 밀접한 관련이 있다. 마음이 우울하면 매사 귀찮고 무기력해져서 잘 움직이지 않게 된다. 반면 기분이 좋으면 생기가 돌고 에너지가 넘쳐 자기도 모르게 몸이 움직인다. 감정(인)이 몸(지)의 움직임이나 상태에 영향을 미치기 때문이다.

인만 지에 영향을 미치는 것은 아니다. 지도 인에 영향을 미친다. 즉, 몸(지)을 움직이면 감정(인)이 변할 수 있다. 우울해 기분이 가라앉을 때 억지로라도 몸을 움직이면 우울한 감정이 희석되거나 사라지는 경험을 한 적이 있을 것이다. 지가 인에 영향을 미치기 때문인데, 이 원리를 아이유가 알고 생활 속에서 실천하고 있다는 것은 나로서는 놀라우면서도 반가웠다.

몸을 바꾸면 감정도 바뀐다(Emotions are from motions)

감정을 바꾸는 가장 쉽고 빠른 방법은 몸을 움직이는 것이다. 하버드 경영대학원 교수이자 사회심리학자인 에이미 커디의 저서 〈프레즌스〉에서는 눈으로 보이는 신체의 몸짓이나 자세가 보이지 않는 사람의 생각, 감정, 행동에 미치는 영향에 대해 논했다. 특히 '파워 포즈' 속칭 '원더우먼 자세'를 취할 때의 신체반응이 놀라웠다. 이 자세는 두 발을 어깨너비만큼 벌리고 손을 허리에 올리며 가슴을 펴고 선 자세를 말한다. 에이미 커디의 연구에 따르면, 이러한 파워 포즈를 취할 때 사람들은 생리적, 심리적으로 긍정적인 변화를 경험할 수 있다고 한다.

파워 포즈를 취하면 테스토스테론[1] 수치가 상승하고 코티졸 수치가 감소하게 된다. 테스토스테론은 자신감과 주도성과 관련된 호르몬이어서 파워 포즈를 취하면 자신감이 커지고, 경쟁적이며 주도적인 태도를 취하게 된다. 코티졸 호르몬은 스트레스 호르몬으로 코티졸 수치가 감소한다는 것은 스트레스가 줄어들어 좀 더 차분하고 편안하며 집중할 수 있는 상태가 된다는 것을 의미한다. 긍정적인 동작과 자세 하나만으로도 우리 몸과 감정이 좋아지

---

1   남성호르몬으로 욕망에 중요한 영향을 미친다. 주로 고환에서 생성되며 남성의 일차적, 이차적 성적 특징의 발달을 담당한다. 하지만 여성에게도 난소에서 소량의 테스토스테론이 분비된다. 이 호르몬은 생리적 효과 외에도 자신감, 지배력, 독단성을 촉진하는 역할을 한다.

는 것이다.

한의사로서 '파워 포즈'는 흥미로운 자세이다. 파워 포즈를 취하면 왠지 두려움이 사라지고 용기가 솟는 느낌이 드는데, 한의학적 관점에서 보면 당연한 결과다. 이 자세는 신체 에너지 경락 시스템에서 '족소양담경락'과 기경팔맥 중 '대맥(帶脈)'에 손바닥을 대어서 손에서 나오는 '수소음심경락'과 '수궐음심포경락' 에너지를 추가로 공급하고 연결하고 강화하는 자세이다.

족소양담경락은 인체의 측면을 다스리고 조절하는 양의 에너지 경락으로 외부 환경의 변화에 적응하고, 사람들의 감정과 태도에 반응하고 조절하고, 이성적인 판단과 조절, 인체의 인대를 강화하고 각각의 밸런스를 잡는 기능을 한다. 주된 감정은 용기와 중용이며, 그 감정이 병리적으로 갈 때 두려움과 놀람(놀랄 경驚)이 생기게 된다.

또한 파워 포즈는 내 마음의 심장과 심장을 둘러싼 막인 심포 에너지를 담경에 더 공급하여 내 마음의 에너지를 북돋아주는 자세이다. 심장의 감정은 기쁨이다 보니 파워 포즈는 내 소신과 기쁨을 표출하는 데 힘과 용기를 더해준다.

대맥은 허리띠처럼 수평으로 띠를 두르는 보이지 않는 기경류[2]의 맥이다. 12경락의 에너지는 내가 갖고 있는 개별 에너지이지만, 대맥 같은 기경류의 에너지는 내 것이 아닌 공간과 나를 연계하는 에너지이다. 내려오는 문헌에서 기경류와 감정이 연계되었다는 기록은 없다. 하지만 대맥은 '허리띠를 졸라 맨다'는 우리말의 표현을 통해 겸양과 긴장 및 조절을 의미한다고 유추해

---

2 기경류는 내 몸에 속해있는 12경락과 대별되는 외부에서 유입되는 큰 8맥을 일컫는다. 8맥은 임맥, 독맥, 충맥, 대맥, 양유맥, 음유맥, 양교맥, 음교맥이다. 대맥은 허리띠처럼 가로로 둘러지는 외부에서 공급되는 기류이다.

볼 수 있다. 이렇게 동서양이 접근은 다르지만 호르몬 분석을 통해서나 경락 에너지 의미로 보았을 때 유사한 의미 해석이 나오는 것이 신기하다.

긍정적인 자세와 포즈는 건강한 자세이다. 나는 환자분들에게 종종 "땅보고 살지 마세요, 하늘을 보고 사세요"라고 말하곤 한다. 고개를 숙여 땅을 보는 자세는 목에 과도한 긴장과 스트레스를 유발하기 때문이다. 계속 고개를 숙이고 살면 경추 만곡이 사라져 일자목이 되고, 디스크로 진행되기 쉽다. 또한 목의 여러 근육들이 무거운 머리를 붙잡아 주느라 과도하게 긴장하고 스트레스를 많이 받게 된다.

목은 시선을 수평에서 약간 위로(15도 정도) 두고 '하늘을 보고 있는 모습'이 가장 건강하다. 업무와 일 때문에 고개를 숙이고 산다면, 중간에 잠시 잠깐이라도 하늘을 쳐다보자. 길을 걸어 다닐 때도 바닥을 보지 말고, 수평에서 약간 위로 하늘을 바라보자. 하늘을 바라볼 때 우리는 더 건강해진다.

세계적인 라이프 코치 토니 로빈스는 모든 이벤트에서 신나는 노래와 몸짓으로 몸을 긍정적으로 사용하고 성공과 행복의 몸짓을 충분히 하도록 만들어두었다. 몸을 움직이면 감정을 바꿀 수 있다는 것을 안 그는 프로그램에 참여하는 동안 가만히 앉아 있게 놔두질 않는다. 의도적으로 듣기만 해도 몸이 들썩이는 신나는 음악을 계속 틀어 놓고 끊임없이 움직이게 만든다.

실제로 신나는 음악을 들으면서 몸을 신나게 움직이면 기분이 좋아진다. 손을 하늘로 높이 들어 만세를 부르며, 하늘을 보고 웃고 기쁠 때 팔짝팔짝 뛰면 신기하게도 감정이 고조되고 좋은 긍정적인 에너지가 솟아났다. 몸이 피곤하고 시차에 적응이 안 돼 기분이 처져 있다가도 신나게 움직이다 보면 어느새 기분이 좋아지고, 좋은 에너지가 차오르는 것을 체험하면서 움직이면 감정이 바뀐다는 것을 확인할 수 있었다.

토니는 늘 "Emotions are from motions"이라 말한다. 즉 감정은 몸동작에서 만들어진다는 말이다. 토니의 이벤트에서 몸과 감정의 연결고리가 얼마나 강력한지를 체험한 후 나는 환자들을 치료할 때 '감정'을 많이 살피고 부정적인 감정으로 힘들어하면 조금이라도 바꿔주기 위해 노력하게 되었다.

부정적인 감정을 떨쳐내고 싶다면 몸을 움직여야 한다. 특히 시선은 하늘에 두고 이순신 장군님처럼 파워 포즈를 취해보자. 간단한 하이파이브 동작이나 긍정의 엄지척도 좋다. 축구경기에서 골을 넣고 나서 골 세리모니를 하는 선수들처럼 팔을 하늘로 뻗고 함성을 질러보자. 지금 당장 생각나고 떠오르는 다양한 긍정적인 자세와 활동적이며 성공적인 자세를 취해보자. 그리고 내 감정이 어떻게 달라지는지 관찰해보자. 분명 어느새 미소를 짓거나 웃고 있는 자신을 만날 수 있을 것이다.

신체활동과 감정의 연관성을 밝힌 연구결과들

몸과 감정의 상호작용은 서양의학에서도 많이 연구했다. 신체활동과 기분의 상태를 추적 관찰해 몸을 움직이면 기분이 좋아진다는 것을 입증한 연구 결과가 있다.

미국 존스 홉킨스 대학과 국립 정신 건강 연구소는 15~84세의 242명을 대상으로 신체활동과 기분의 상관관계를 조사했다. 조사에 참여한 대상자들은 손목에 장치를 차고 실시간으로 신체 활동을 측정했다. 하루 네 차례 자신의 기분과 활력의 정도에 점수를 매겨 전자 다이어리에 입력했다. 점수는 기분의 경우 '매우 행복'에서 '매우 불행', 활력의 경우 '매우 원기 왕성'에서 '몹시 피곤'으로 구분하고, 제일 좋지 않은 단계인 '매우 불행'과 '몹시 피곤'을 0점, 최고 단계인 '매우 행복'과 '매우 원기 완성'을 7점으로 두고 점수를 매겼다.

그 결과 한 시점에서 활동량이 늘면 다음 시점에서 기분과 활력이 좋아지는 것으로 나타났다. 또한 그렇게 기분과 활력이 좋아지면 연쇄적으로 다음 시점에서 활동량이 늘어나는 것을 확인할 수 있었다.

이런 효과는 정신적으로 문제가 없는 사람은 물론, 조울증 등 양극성 장애를 겪는 사람들에게도 유효한 것으로 나타났다. 242명의 대상자 중 54명은 양극성 장애를 지닌 사람들이었는데, 신체활동이 들쭉날쭉한 감정을 컨트롤하는 데 도움이 된다는 것이 입증되었다.

또 다른 연구도 있다. 호주 사우스오스트레일리아대 연구팀은 운동이 정신건강에 얼마나 큰 영향을 미치는지 알아보기 위해 논문 1039건, 논문평가 97건(참가자 12만8,119명)의 데이터를 분석했다. 이 연구에서 지칭하는 운동은 걷기, 저항운동, 필라테스, 요가와 같이 유산소 운동을 포함한 포괄적인 신체활동을 뜻한다.

연구 결과 운동 등 신체활동이 약물에 비해 우울증, 불안, 고뇌 등 정신적 증상을 완화하는 데 약 1.5배 더 효과가 있는 것으로 나타났다. 특히 12주 이하의 집중적인 운동이 각종 정신적 증상을 줄이는 데 효과가 높았다.

이밖에도 몸을 움직이는 신체활동이 좋은 감정을 불러온다는 것을 입증한 연구결과는 많다. 몸(지)과 감정(인)이 연결되어 있어 몸을 움직임으로써 부정적인 감정을 가라앉히고 좋은 감정을 불러올 수 있다는 천인지의 원리가 서양의학의 객관적 연구로도 입증된 것이다.

04

내 몸과의 소통을 도와주는 바디스캔

몸(지)과 마음(인)이 편안하려면 내 몸이 하는 이야기에 귀를 기울여야 한다. 몸이 보내는 아주 작은 신호도 알아차릴 수 있는 명상이 '바디스캔'이다.

바디스캔은 MBSR(Mindfulness-Based Stress Reduction)이라는 마음챙김 명상법의 중요한 테크닉 중 하나이다. MBSR은 1979년 매사추세츠대의 존 카밧진 명예교수가 동양의 선불교와 명상, 요가를 현대 과학과 접목시켜 만든 스트레스 완화 프로그램이다. 당시 원인을 알 수 없는 질병이나 불의의 사고로 고통 받는 난치병 환자들을 상대로 이 프로그램을 실시해 효과를 검증한 후 지금은 전 세계에서 마음챙김 명상을 하고 있다.

바디스캔을 처음 접하면 몸(지)을 집중적으로 살피고 치유하는 명상법이라 생각하기 쉽다. 하지만 몸과 마음은 연결되어 있기 때문에 몸의 감각에 주의를 기울이다 보면 마음(감정, 인) 또한 편안해진다. 나도 잠자기 전 바디스 캔을 자주 하는데, 온 몸의 감각에 집중하며 긴장을 풀다 보면 어느새 잠이 드는 경우가 많다. 실제로 불면증으로 잠을 잘 못 자는 분들이 바디스캔으로 몸과 마음이 편안해져 쉽게 잠드는 사례가 적지 않다. 그만큼 바디스캔은 몸과 마음을 동시에 치유하는 데 효과적인 명상법이라 할 수 있다.

바디스캔에 정답은 없다

바디스캔은 평소 무심했던 내 몸에 주의를 기울이고, 관심을 갖고 소통하는 명상이다. 몸 전체적으로 느껴지는 감각도 알아차려보고, 신체 부위별로 세분화해 각각 어떤 느낌이 드는지도 느껴보면서 자신의 몸을 이해하는 과정이기도 하다.

바디스캔을 할 때 아무 생각 없이 오직 몸에서 느껴지는 감각에만 집중하고, 어떤 느낌이 드는지 알아차릴 수 있다면 더할 나위 없이 좋다. 하지만 쉬운 일이 아니다. 바디스캔을 하다 보면 나도 모르게 마음이 왔다 갔다 하고, 생각에 빠지는 일이 자주 일어난다. 괜찮다. 마음이 이리저리 방황하면 '아 내 마음이 복잡하구나' 알아차리면 되고, 바디스캔을 하다 다른 생각을 하면 '아, 내가 딴 생각을 하고 있구나' 알아차리면 된다. 바디스캔을 잘못하고 있다고 생각할 필요가 없다.

"왜 아무런 느낌이 없는 걸까?" 고민할 수도 있다. 이 또한 아무 문제가 되지 않는다. 만약 어떤 부위에 주의를 기울였는데, 아무런 느낌이 없다면 그 자체로 인정하면 된다. 만약 지금 이 순간 발가락에 아무 감각도 느껴지지 않는다면 감각이 없는 건 어떤 느낌인지 있는 그대로 느껴본다. 또 발가락의 느낌이 좋은지, 싫은지 혹은 좋지도 싫지도 않은지, 따뜻하거나 차갑거나 시린지 그 느낌을 알아차려본다. 즐거움, 기쁨, 평안함, 지루함, 초조함, 슬픔, 자신에 대한 가혹한 평가 등에 대한 감정이 떠오른다면 이것 역시 알아차리면 된다.

편안하게 누운 상태에서 내 몸에서 느껴지는 감각을, 그 감각이 매순간 어떻게 변화하는지 알아차려보자. 그 무엇도 억지로 할 필요가 없다. 단지 지금 일어나는 현상에 단순하게 존재하면서 발가락의 감각에 주의를 기울이면 된다.

바디스캔을 하는 도중 불편해서 자세를 바꾸고 싶다면 바꿔도 좋다. 다만 자세를 바꾸는 중에도 매순간 몸과 마음에서 느껴지는 감각을 알아차리고 느껴야 한다.

이처럼 바디스캔은 정해진 정답이 없다. 어떻게 해야 잘하는 것이고, 어떤 경우 잘 못하고 있는 것인지 평가하는 기준 자체가 없으므로 부담 갖지 않아도 된다. 그저 매순간, 내 몸과 마음에서 어떤 일이 일어나는지 알아차리기만 하면 된다.

바디스캔 따라하기

바디스캔을 할 때 알아차림과 함께 중요한 것이 호흡이다. 호흡을 통해 몸의 긴장을 풀어 가장 편안한 상태로 만들어주고, 신체 부위에 차례차례 주의를 기울일 때 호흡은 한 부위에서 다른 부위로 주의를 이동시켜주는 역할을 한다. 편안하게 호흡하면서 다음 순서대로 바디스캔을 따라해 보자.

1. 등을 바닥에 대고 편안하게 눕는다.

베개나 쿠션을 받쳐도 좋다. 팔을 몸통에서 살짝 떨어뜨린 채 편안하게 양옆에 둔다. 손바닥은 천장을 향하도록 한다. 양발은 어깨넓이로 벌린다. 등을 바닥에 대고 눕기 어려우면 자신에게 편안한 자세로 누워도 좋다.

2. 우선 내 몸이 전체적으로 어떤 느낌인지 주의를 기울여 본다.

몸이 바닥에 닿은 느낌, 몸을 바닥이 떠받치고 있는 느낌, 어떤 느낌이든 괜찮다. 피부에 닿는 공기도 느껴보고, 몸에서 들고나는 호흡도 느껴본다. 매순간, 매 호흡마다 숨 쉬고 있는 몸을 전체적으로 알아차린다.

3. 왼쪽 발가락부터, 발바닥, 발목, 발등으로 차례대로 주위를 기울인다.

몸 전체에 대한 알아차림이 끝나면 신체 부위별로 하나씩 느껴볼 차례이다. 왼쪽 발가락부터 시작해 발바닥, 발목, 발등 순으로 주위를 기울이며 해당 부위에서 일어나는 느낌을 그대로 느껴본다. 발가락 모양 하나하나, 발바닥 모양, 발목의 표면뿐만 아니라 왼발의 뼈와 관절에서 전해지는 감각도 느껴본다.

4. 왼쪽 아랫다리, 무릎, 왼쪽 윗다리 순으로 주의를 이동한다.

왼발을 다 느끼고 알아차렸다면 조금 더 위로 올라가 왼쪽 아랫다리, 무릎,

왼쪽 윗다리 순으로 차례차례 느껴본다. 다리의 앞쪽은 물론 뒤쪽까지 모두 느껴보고 무릎의 경우 무릎관절, 무릎 옆면과 뒷면도 모두 느껴본다.

5. 오른쪽 발가락으로 주의를 이동하고, 오른쪽 윗다리까지 차례대로 스캔한다.

왼쪽 발가락에서 왼쪽 윗다리까지 스캔을 다 끝냈다면 이제 오른쪽 발가락으로 주의를 이동한다. 오른쪽 발가락부터 오른쪽 윗다리까지 차례대로 주의를 이동하면서 있는 그대로 느끼면 된다.

6. 골반 부위로 주의를 향한다.

골반은 척추와 함께 우리 몸의 중심을 잡아주는 중요한 역할을 한다. 골반과 허벅지뼈를 연결해주는 고관절도 느껴보고, 사타구니와 생식기, 엉덩이가 바닥에 닿는 느낌도 알아차려본다.

7. 허리 부위로 주의를 향한다.

허리는 특히 긴장과 피로가 많이 쌓이는 부위이다. 바닥에 누웠을 때 허리가 불편하거나 아프지는 않은지 천천히 호흡하면서 허리에서 느껴지는 모든 감각을 알아차리고, 자연스럽게 흘러가도록 둔다.

8. 배와 몸통으로 주의를 이동한다.

배와 몸통으로 주의를 이동하고 갈비뼈 부위를 느껴본다. 숨을 들이마실 때 배가 불러오는 것과 숨을 내쉬면서 배가 꺼지는 것은 물론 배와 몸통에서 느꺼지는 모든 감각을 알아차려본다.

9. 가슴과 흉곽 부위로 주의를 가져간다.
가슴과 흉곽 부위에는 심장, 폐, 대동맥 등 생명을 유지하는 데 없어서는 안 될 중요한 기관들이 많다. 또한 흉벽, 가슴, 어깨뼈, 쇄골, 어깨도 있다. 호흡을 하면서 심장이 뛰거나 흉곽이 팽창하고 수축하는 것을 가만히 알아차려본다.

10. 양손으로 주위를 가져가 어깨까지 차례대로 스캔한다.
다리는 왼쪽, 오른쪽 각각 바디스캔을 했지만 손은 양손에 동시에 주의를 기울인다. 손가락과 손바닥, 손등, 손목, 아래팔, 팔꿈치, 위팔, 겨드랑이, 어깨를 차례대로 느껴본다. 그런 다음 손가락 끝에서 어깨에 이르는 손과 팔을 전체적으로 느껴본다.

11. 목과 목구멍으로 주의를 향한다.
목과 목구멍은 허리와 어깨와 함께 긴장과 스트레스가 쉽게 쌓이는 부위이다. 목과 목구멍에서 긴장과 피로감이 느껴진다면 그대로 느껴보고, 다른 느낌도 있는 그대로 느껴본다.

12. 머리와 얼굴로 주의를 이동한다.
머리와 얼굴 역시 긴장이 쉽게 쌓이는 부위이다. 머리 뒷부분이 바닥에 닿는 감각도 느껴보고, 턱, 입술, 입. 치아, 혀, 코 뺨, 귀, 눈꺼풀, 눈썹, 미간, 이마, 관자놀이, 두개골 등 머리와 얼굴에 위치한 모든 부위를 차례대로 느껴본다.

귀에 들리는 소리나 눈에 들어오는 모습도 있는 그대로 느껴본다.

13. 몸 전체에 주의를 기울인다.

몸을 부위별로 다 스캔했다면 마지막으로 몸 전체에 주의를 기울일 차례이다. 발가락 끝에서부터 발바닥, 발, 다리, 골반, 배와 가슴을 지나 손과 팔, 어깨, 목과 얼굴, 머리에 이르기까지 위로 죽 올라오면서 있는 그대로 느껴본다. 충분히 깊은 알아차림 속에 있었다면 바디스캔을 끝낸다.

알아차려주기만 해도 몸이 덜 아플 수 있다

너무 속상하고 화가 나는데도 안간힘을 쓰며 참을 때, 누군가가 보고 '많이 힘들었구나' 알아차려주면 갑자기 참았던 눈물이 쏟아질 때가 있다. 한참을 울고 나면 답답했던 가슴이 뚫리면서 마음이 안정된다. 이처럼 감정은 알아차려주면 상당 부분 해소된다. 우리 몸도 마찬가지이다. 신체 어디가 불편한지 알아차려 주는 것만으로도 불편함이 사라질 수 있다.

실제로 바디스캔을 하고 통증이 사라졌다고 말하는 분들이 제법 많다. 50대 중년 여성의 사례이다. 그 분은 평소에도 목이 자주 뻣뻣해져 고생을 많이 했다. 목이 긴장되면 목에서 그치지 않고 머리로 올라가 두통이 유발되기 때문에 늘 신경이 쓰였다.

그런데 바디스캔을 하면서 목에 주의를 기울이자 오래 전에 있었던 한 사건이 기억났다. 유명하다는 시골 5일장을 구경하러 갔을 때의 일이다. 생각보다 사람들이 많아 발걸음을 옮기기조차 힘들었는데, 빨리 움직이려다 발을 헛디뎌 그만 넘어지고 말았다. 넘어지면서 벽에 머리를 부딪쳤는데, 그때 목에도 충격이 갔던 것 같다. 다행히 뼈에는 이상이 없어 잊고 살았는데 바디스캔을 하면서 그 사건이 떠오른 것이다. 신기하게도 그 사건을 기억하자 통증이 사라졌다.

만약 목에 신체적인 이상이 있어 뻐근하고 아픈 것이었다면 바디스캔만으로 통증이 완전히 사라지기는 어렵다. 50대 여성의 경우 아마도 그때의 충격이 자기도 모르는 사이에 몸에 기억되어 있다 목이 긴장되면 통증이 유발되었던 것 같다.

어느 한 부위에 주의를 기울였는데, 정작 통증은 다른 부위에서 느껴질 수도 있다. 나의 경험이다. 전에는 괜찮았는데 얼마 전 바디스캔을 할 때 왼쪽 발가락에 주의를 기울이면 허리가 아팠다. 왼쪽 발가락과 허리가 하나의 경락으로 이어졌기 때문에 나타날 수 있는 현상이다. 그즈음 일이 많아 오래 앉아있는 날들이 많았고, 그로 인해 허리에 긴장이 많이 쌓였던 것 같다. 허리가 아프다는 것을 알아차리고, 호흡을 하면서 허리에 주의를 기울이자 통증이 한결 가벼워졌다.

이처럼 신체의 구조적인 문제가 아니라 잘못된 자세나 정서적, 심리적 요인으로 인해 몸이 불편하거나 아프다면 바디스캔을 하면서 알아차려주기만 해도 편안해질 수 있다. 몸이 하는 이야기에 귀를 기울이고, 몸의 이야기를 온전히, 있는 그대로 들어주는 것만으로도 우리 몸이 섭섭함을 거두고 편안해지는 것이다.

물론 암 환자처럼 질병이 많이 진행된 상태에서는 바디스캔만으로 몸을 편안하게 만들어주기는 어렵다. 하지만 몸이 아플수록 내 몸에 더 많은 관심을 가져야 한다. 어디가 불편하고, 어느 부위에서 통증이 느껴지는지 알아차리고, 불편하고 아픈 몸과 마음을 있는 그대로 받아들일 때 치유가 시작되기 때문이다.

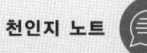 천인지 노트

바디스캔을 처음 시작할 때는 안내 명상이 도움

바디스캔은 혼자서도 얼마든지 할 수 있는 명상이다. 하지만 혼자서 집중하기 어렵다면 처음에는 바디스캔을 안내하는 명상의 도움을 받는 것도 좋다. 나도 혼자서 바디스캔을 하면 긴장이 너무 풀어져 끝까지 다하지 못하고 잠이 드는 경우가 종종 있었다. 그래서 안내 명상을 틀어놓고 바디스캔을 했더니 괜찮았다. 잠이 오려고 할 때마다 'ooo 부위에 주의를 기울이세요'라는 가이드의 목소리에 다시 바디스캔에 집중할 수 있었다.

안내 명상은 인터넷에서 '바디스캔 안내 명상'이라고 치면 많이 나온다. 안내 명상에 따라 시간도 제각각이고, 하는 순서도 조금씩 다르지만 상관없다. 처음에는 10~15분 정도 짧게 하는 안내 명상의 도움을 받고, 익숙해지면 40~50분 정도 수행하는 안내 명상을 이용해 조금씩 시간을 늘리는 것이 좋다.

05

몸을 움직이면서 감정까지 치유하는 움직임 명상

흔히 명상이라고 하면 눈을 감고 가부좌를 틀거나 편안하게 앉아서 마음을 다스리고, 감정을 정화하는 것이라 아는 분들이 많다. 이러한 명상은 감정(인)을 집중적으로 관리하고 치유하기 위한 명상법인데, 몸(지)과 감정(인)을 함께 치유할 수 있는 명상법이 있다. 바로 '행동화 명상'이다. 말 그대로 몸을 움직이면서 명상도 함께 하는 것인데, 마음이 편안해지는 것은 물론 몸과 마음에 좋은 에너지를 불어넣어준다는 점이 매력적이다.

공간의 에너지를 잡아당기는 움직임 명상

공간(空間)을 한자 그대로 풀이하면 '아무 것도 없는 빈 곳'이다. 하지만 우리가 살고 있는 공간은 눈에 보이지는 않지만 다양한 에너지가 존재한다. 아픈 몸과 마음을 치유해주는 생명 에너지도 있고, 아름다운 소리를 들려주는 소리 에너지도 있고, 무한한 잠재력을 끌어내주는 에너지도 있다. 물론 좋은 에너지만 있는 것이 아니라 부정적인 에너지도 공존한다.

공간에 존재하는 다양한 에너지 중 어떤 에너지를 끌어오는가는 나의 선택이다. 천재 피아니스트 임동혁은 그가 표현하는 아름다운 선율에 박수를 보내는 사람에게 "저는 공간에 있는 소리를 당겨와 표현한 것입니다"라고 말했다. 그는 공간이 텅 비어 있는 곳이 아니라 에너지와 아름다운 선율과 멜로디가 꽉 차 있는 곳임을 안 것이다. 그 공간에서 아름다운 소리 에너지를 끌어당겨 피아노 선율에 담았다는 대답은 참으로 신선했다.

공간에 있는 에너지를 끌어오려면 나에게 필요한 에너지가 있다고 믿는 것이 중요하다. 지금 이 공간에 나를 치유할 수 있는 에너지가 충만하다고 믿으면 치유 에너지가 나에게 온다.

공간에 존재하는 좋은 에너지를 끌어오는 방법 중 하나가 '움직임 명상'(Priming, 프라이밍)이다. 움직임 명상은 토니 로빈스가 진행하는 UPW에서 체험한 명상을 환자들이 따라 하기 쉬운 형태로 재구성한 명상이다. 공간에 존재하는 좋은 에너지를 비교적 간단한 동작만으로 끌어올 수 있어 환자들이 하면 질병을 치유하는 데 도움이 된다고 믿는다.

UPW에 처음 참여했을 때 서양인인 토니 로빈스가 공간에 에너지가 있다는 것을 알고 있어 깜짝 놀랐다. 첫 날 토니는 "에너지가 어디에서 나옵니까?"라고 물었다. 참가자들은 약속이라도 한 듯 "음식이요"라고 대답했다.

토니는 꼭 음식에서만 에너지를 얻는 것이 아니라는 것을 체험할 수 있도록 프로그램 내내 충분히 식사할 수 있는 시간을 주지 않는다. 대부분의 참가자들은 밥 먹을 시간이 부족해 간식으로 끼니를 때우거나 아예 식사를 거르면서 빡빡한 일정을 소화한다. 잠잘 시간도 부족해 평소보다 잠을 못 자는데도 신기하게 피곤하지 않고, 오히려 에너지가 넘친다.

비결은 프로그램 도중 수시로 하는 동작에 있다. 손을 공간에 뻗어 마치 공간에 있는 무언가를 잡아당기는 동작을 하면서 '예스'라고 말하는 것인데, 이 동작을 하면 실제로 공간에 존재하는 좋은 에너지, 생명 에너지를 내 몸에 끌어당길 수 있다. 이 동작 명상은 한 손씩 번갈아가며 해도 되고, 양손을 동시에 들었다 내리면서 해도 좋다.

① 숨을 들이마시면서 손을 머리 위로 올린다.
손바닥을 쫙 펴 몸 안쪽으로 향하게 해서 손을 위로 올린다. 손바닥을 펴는 이유는 손바닥에 생명 에너지를 받아들이는 통로인 '노궁'과 '소부'라는 혈자리가 있기 때문이다. 노궁은 심장에서 겨드랑이를 거쳐 가운데손가락까지 이어지는 경락인 수궐음심포경에 속하는 혈자리이고, 소부는 심장 옆 겨드랑이에서 나와 새끼손가락으로 연결되는 경락인 수소음심경에 속하는 혈자리이다. 둘 다 생명 에너지를 받아들이는 심장과 연결되어 있기 때문에 손바닥을 펴주어야 공간에 있는 생명 에너지를 최대한 많이 접촉하고 끌어당길 수 있다. 이 두 혈자리는 화를 가라앉히고 긴장을 푸는데도 도움이 되기 때문

에 시간 날 때 눌러주어도 좋다.

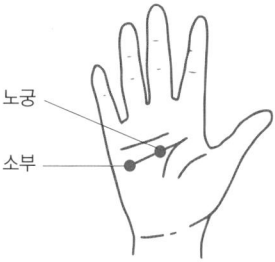

② 폈던 손바닥을 주먹을 쥐며 아래로 내린다.
응원가를 부를 때 손을 위로 올렸다 내리는 동작을 반복한다. 다만 응원가를 부를 때는 손을 위로 올릴 때나 내릴 때 다 주먹을 쥐는데, 움직임 명상에서는 손을 올릴 때는 손바닥을 펴고, 내릴 때는 주먹을 쥔다는 것이 다르다.

손을 내릴 때 주먹을 쥐는 이유는 노궁과 소부를 통해 들어온 생명 에너지를 놓치지 않고 꽉 잡아당기기 위해서이다. 공간의 좋은 에너지를 끌어당긴다는 믿음으로 주먹을 쥐면서 손을 내린다.

③ 손을 내릴 때 '예스'라고 말한다.
'예스'는 긍정의 언어다. 긍정의 언어는 긍정의 에너지를 불러온다. 따라서 손으로 생명 에너지를 잡아당기면서 '예스'라고 말하면 생명 에너지가 더욱 강력해진다. 언어가 꼭 '예스'일 필요는 없다. '나는 사랑을 원해', '나는 치유를 원해', '나는 평안을 원해', '나는 풍요를 원해' 등 내가 원하는 것을 긍정의 언어로 말하면 된다. 마음속으로 원하는 것을 이미지화시키고 원하는 것을 말하면서 동작 명상을 하면 효과가 더 좋다.

운동과 명상을 함께 하는 일석이조 걷기 명상

공간에서 치유의 에너지를 당겨오는 '동작 명상'과 함께 환자들에게 많이 권하는 명상 중 하나가 '걷기 명상'이다. 누구나 쉽게 할 수 있으면서도 마음만 편안해지는 것이 아니라 우리 몸의 기혈순환을 도와 건강에 큰 도움이 되기 때문이다.

걷기 명상은 사실 간단하다. 산책하듯 걷기만 하면 된다. 언제 해도 좋지만 이왕이면 양의 에너지, 즉 생명 에너지와 긍정 에너지가 제일 강한 아침에 하는 것이 좋다.

나도 걷기 명상을 습관처럼 하는 편이다. 아침에 일어나면 출근하기 전에 약 30분에서 1시간 정도 걷기 명상을 한다. 걸을 때는 밝고 신나는 음악을 들으면서 고개를 살짝 들고 시선을 멀리 두고 하늘을 보면서 걷는다. 걸을 때 땅만 보고 걷는 분들이 있는데, 공간의 에너지를 흡수하려면 하늘을 보는 것이 더 좋다.

팔을 앞뒤로 흔들면서 경쾌하게 걸으면 더 효과적이다. 양손을 앞뒤로 흔들면서 박수를 쳐도 좋다. 손뼉을 치면 손바닥에 있는 기쁨을 담당하는 심장과 연결되는 자극을 받기 때문이다.

걷기 명상을 할 때 어떤 생각을 하는가도 중요하다. '오늘은 어떤 멋진 하루가 기다리고 있을까?', '오늘은 어제보다 더 건강한 하루를 보내야지', '오늘은 내가 좋아하는 맛있는 음식을 먹으면서 나를 행복하게 해줘야지' 등등 기분 좋은 상상을 하는 것이 좋다.

아침에 걷기 명상으로 생명 에너지이자 공간의 긍정 에너지를 몸과 마음에 가득 채우면 인과 지 역시 자연스럽게 활성화된다. 인은 감정과 대인관계를 관장하는 에너지이고, 지는 실천의 에너지이다. 천의 에너지가 충만하면 사람들을 대할 때도 기분 좋게 대하니 관계가 좋아지고, 감정이 상할 일이 없다. 또한 오늘 해야 할 일들을 활력 있게 할 수 있다. 걷기 명상으로 천, 인, 지 에너지가 모두 활성화되니 걸을 때 그냥 아무 생각 없이 걷기보다는 긍정적인 생각과 감정에 집중하여 몸과 마음을 감사의 감정으로 채우며 걷기 명상을 해보는 것이 어떨까?

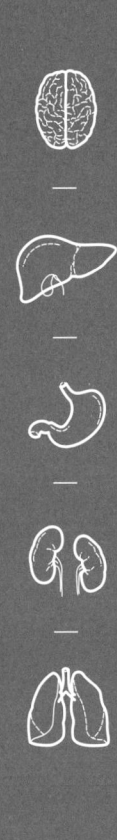

PART 04

천(天)
치 유 법

뿌리 깊은 근원을
회복하는 비밀

01

부모는 천을 치유하기 위한 첫 관문이다

천인지 중 가장 치유하기 힘든 것이 '천'이다. 천은 눈에 보이지 않고, 무의식 속에 깊게 내재되어 있는 근원, 생명의 뿌리 같은 것이기 때문이다. 인간관계를 놓고 보면 부모가 천에 해당한다. 그래서 생명의 뿌리인 부모와의 관계가 좋지 않으면 천이 병들 수밖에 없다.

  실제로 암 환자들 중에는 부모와의 갈등으로 오랜 세월 힘들게 지낸 분들이 많다. 부모에 대한 원망과 미움은 천에 심각한 내상을 입힌다. 존재의 근원과 같은 천이 병들면 아무리 몸(지)과 마음(인)을 열심히 치유해도 완치가 어렵다. 천이 회복되어야만 비로소 온전한 치유를 기대할 수 있다.

치유의 0법칙, 부모를 있는 그대로 인정하고 존중하고 사랑하라

치유의 법칙 중 가장 근본이 되는 0법칙은 '부모를 있는 그대로 인정하고, 존중하고, 사랑하는 것'이다. 부모와의 관계가 좋으면 치유의 0법칙은 이미 지켜진 것이며, 천도 건강해 별도의 치유가 필요 없다.

하지만 부모와의 관계가 좋지 않아 원망, 미움, 분노와 같은 감정이 오랫동안 쌓인 경우라면 치유의 0법칙을 충족하기란 하늘에 별 따기처럼 어려운 과제가 되어 버린다. 그나마 부모와의 관계, 즉 천에 문제가 있다는 것을 알면 다행이다. 대부분 암과 같은 심각한 질병이 생긴 원인이 부모와 관련이 있다는 것조차 알지 못하는, 아니 인정하지 못하는 경우가 많다.

한창 예쁘게 피어올라야 할 20대 초반 젊은 위암 환자의 이야기다. 그녀가 위암 진단을 받은 것은 약 1년 전이다. 안타깝게도 너무 늦게 병원을 찾아 암이 말기로 진행된 상태였고, 1년간 항암치료를 받았는데 호전이 없었다. 병원에서는 더 이상 해 줄 것이 없다며 사실상 치료를 포기했다. 환자는 절망감에 무기력해져 죽을 날만 기다렸고, 그런 동생이 너무 안쓰러워 환자 언니가 치료 가능한 병원을 수소문한 끝에 혼자 내원했다. 동생은 삶을 포기한 듯 상담 받는 것조차 내키지 않아 했기 때문이다.

언니 말에 의하면 동생은 고등학교 때부터 매운 것에 집착했다. 매운 것을 먹으면 속이 쓰려 토하는데도 맵기로 소문난 음식들만 찾아 먹었다. 그렇게 매운 음식을 먹고 토하기를 반복하다 너무 속이 아파 동네 내과에 갔더니 위궤양이라고 했다. 위궤양 진단을 받은 후에도 동생은 여전히 매운 음식을 먹으면서 위를 혹사시켰다. 두 달쯤 지났을 때 약을 먹어도 위가 낫지 않고 더 아파 큰 병원에서 정밀검사를 했더니 위암 말기라고 했다.

"동생분은 엄마, 아빠 중 누구와 사이가 안 좋은가요?"

"아빠요. 근데 왜 갑자기 그런 걸 물어보시죠?"

부모와의 관계를 물어본 데는 이유가 있었다. 모든 장기가 그렇지만 위장은 특히 더 스트레스에 민감한 장기이다. 스트레스 중에서도 사람으로부터 받는 스트레스에 가장 민감하다. 위는 음식물을 받아들이는 공간이며 소화를 시키는 장기임과 동시에 에너지를 받아들이고 납득하고 이해하는 기능을 가진 장기이다. 여기서 에너지는 사람 또는 사건으로 인해 생기는 에너지라 이해하면 된다. 그래서 위암은 경락 심리적인 해석으로는 '어떤 사람이나 사건을 도저히 용납하지 못해서 생기는 병'으로 볼 수 있다.

만약 나이가 30~40대 이상이라면 스트레스를 주는 사람의 범위가 넓다. 직장에서 함께 일하는 사람일 수도 있고, 철석 같이 믿었는데 배신한 친구일 수도, 사기를 쳐 경제적으로 큰 손실을 입힌 사람일 수도 있다.

하지만 위암 말기 환자는 고작해야 20대 초반이다. 그 나이 때의 인간관계는 친구 아니면 부모, 형제자매가 전부인데, 친구와의 관계에서 오는 스트레스만으로 위암까지 진행하는 경우는 극히 드물다. 환자의 언니가 동생을 생각하는 마음을 보면 언니도 스트레스의 원인이 아니다. 그렇다면 부모밖에 없어서 엄마, 아빠 중 누구하고 사이가 안 좋은지를 물었던 것이다.

환자의 아버지는 원래 지역에서 수재로 소문날 정도로 굉장히 똑똑한 사람이었다. 할아버지도 아버지에 대한 기대가 컸다. 아버지는 사시를 준비했었는데, 꽤 오랜 기간 공부를 했는데도 계속 떨어졌다. 그러면서 정신적으로 문제가 생겼고, 그때부터 이상한 행동을 많이 하고, 아내와 자식들에게 험한 말을 많이 했다.

　병을 치료하기 위해 아버지를 정신병동에 입원시켰는데, 그것이 더 큰 화를 불러왔다. 정신병동에서 탈출한 후 아버지는 가족들에게 크게 분노했고, 틈만 나면 원망과 화풀이를 해댔다. 한 공간에서는 도저히 함께 생활할 수가 없어 아버지는 같은 빌라 2층, 어머니와 딸 둘은 4층에서 살았다.

　짐작한 대로 동생의 위암은 아빠의 병리적인 상태가 큰 영향을 미친 것으로 보였다. 하지만 언니는 반발했다.

　"아니에요. 설마 아빠 때문에 암에 걸렸겠어요? 동생이 고등학교 때 연인을 사귀었는데, 그 연인이 동생을 많이 괴롭혔어요. 그게 더 큰 문제 아닐까요?"

　언니가 얘기하는 동생의 연인은 여자였다. 동생보다 6살 많은 여자였는데, 헤어지자고 하면 죽어버리겠다며 어지간히 동생을 괴롭혔던 모양이다. 동생의 연인도 또 하나의 원인일 수는 있다. 하지만 레즈비언의 뿌리는 아버지에 대한 혐오이다. 다 그런 것은 아니지만 아버지에 대한 혐오가 동성을 사랑하게 만드는 것이므로 결국 동생이 받아들이기 힘든 사람은 아버지로 보는 것이 맞다.

　참으로 가슴 아픈 가족사이다. 자신의 못다 이룬 꿈 때문에 병이 들어 가장으로서의 역할을 못하고, 어린 자매에게 이상한 행동과 폭언을 퍼부었던 아버지는 분명 정상적인, 보통의 아버지의 모습은 아니다. 그런 아버지여도 미워하지 말고 존중하고 사랑해야 천이 건강해진다.

　부모가 부모 역할을 못하고, 오히려 자식을 힘들게만 하는데 왜 용서하고 사랑해야 할까? 부모는 생명의 뿌리이기 때문이다. 땅을 깊이 파고 기둥을

세우지 않으면 아무리 집을 멋있게 지어도 순식간에 허물어질 수 있다. 사람도 그렇다. 우리의 근원인 천이 건강하지 않으면 아무리 좋은 음식을 먹어도 살로 가지 않고, 감정을 평온하게 유지하려 해도 잘 되지 않는다.

지금 내가 어떤 삶을 살든, 그 삶은 생명의 뿌리인 부모가 선물해준 것이다. 간혹 삶이 축복이 아닌 고통 혹은 벌 받는 것 같은 느낌이라는 분들이 있다. 삶이 너무 힘들어 차라리 태어나지 않았으면 더 좋았을 것이라 말하기도 하는데, 보통 천이 심각하게 병들었을 때 이런 반응을 보인다.

부모가 부모 노릇을 못한다고 자식들이 다 건강하지 못한 것은 아니다. 술만 먹으면 폭행을 일삼는 아버지 밑에서도 열심히 자기 삶을 훌륭히 살아내는 자식들이 많다. 그런 자식들은 대부분 천이 건강하다. 부모에 대한 원망과 미움을 키우는 대신 부모를 이해하려 노력하고 자기 삶에 충실하다.

하지만 오랫 동안 부모로부터 충분한 사랑을 받지 못하거나 외면 당한 아이들이 자라 부모를 이해하기란 쉬운 일이 아니다. 어렸을 때 받은 상처는 트라우마처럼 몸과 마음에 저장되어 분노로 표현되곤 한다. 그렇게 자기도 모르는 사이에 무의식적인 분노가 쌓인 상태에서는 부모를 용서하기도, 사랑하고 존중하기도 어렵기만 할 것이다.

부모를 용서하고 사랑하고 존중할 때 천이 온전히 건강해질 수 있지만 힘들다면 원망과 미움과 같은 부정적인 감정이라도 버려야 한다. 그래야 천의 치유를 시작할 수 있다.

다만 용서와 화해가 다르듯이 부모를 용서하고 사랑과 감사하는 마음을 갖는 것이 곧 부모와 한 공간에서 잘 지내야 하는 것을 의미하지는 않는다. 나를 이 세상에 존재할 수 있게 생명을 주었다는 것은 감사해야 하지만 부모와 함께 있는 것이 견디기 어려울 정도로 힘들다면 굳이 함께 살지 않아도 된다. 함께 살면서 원망하고 미워하는 것보다 적당한 거리를 두고 부정적인 감정을 갖지 않는 것이 천의 건강에 훨씬 도움이 된다.

부모의 장점을 보면 관계를 푸는 실마리가 보인다

나는 부모와의 관계가 좋지 않아 병을 얻은 환자들에게는 의도적으로 부모에 대한 질문을 많이 하는 편이다. 일종의 언어 치료인데, 질문에 답을 하면서 자연스럽게 부모의 몰랐던 모습을 발견하고, 오래된 앙금을 푸는 데 도움이 되기 때문이다.

 신촌에서 한의원을 하던 시절, 무릎이 아파 한의원을 찾았던 할아버지가 있다. 할아버지는 무릎이 좋아지자 허리치료, 노안으로 온 시력저하 치료 등 온 몸을 돌아가며 불편했던 증상들을 치료하면서 단골환자가 되었다. 그런데 할아버지에게 침을 놓으면서 가슴 주변에 화(火)가 꽉 차 있는 것을 발견했다. 할아버지는 화를 제때 풀어주지 못하고 표현도 안하셨지만 가끔 할아버지의 헛기침 소리에 감정이 들어가 있는 걸 느꼈다. 그 감정이 내 몸의 감각으로는 다소 병리적으로 느껴져서 할아버지 병의 원인을 찾아보려고 우선 부모님 이야기부터 던졌다. 아버지 이야기를 물었는데 잔잔하던 할아버지의 감정이 격하게 표현되기 시작했다.

 무엇이 할아버지를 분노하게 했을까? 할아버지의 아버지는 아주 유능한 분이었다. 할아버지가 어렸을 때는 아버지의 사업이 번창해 유복하게 보냈다. 그러던 중 정부와 손을 잡고 하던 일이 크게 손실을 입고 아버지는 폐인이 되어 매일 술만 마셨다. 상심이 너무 커서 자식을 돌아볼 여유조차 없어 그 당시에 아이였던 할아버지에게 충분한 사랑을 주지 못했다.

할아버지는 오랫동안 무심한 아버지를 미워했다. 아버지가 돌아가신 후에도 할아버지는 아버지에 대한 미움을 거두지 못했다. 할아버지는 성실한 분이었다. 아버지에 대한 미움만 거두면 할아버지에게서 나오는 병리적인 파장도 없어지고 더 건강해질 수 있어 도와드리고 싶었다.

"어르신은 아버님 어딜 닮았어요?"

"글쎄, 외모는 아버지를 꼭 닮았다고 하던데……"

"아, 아버님이 키도 크고 미남이셨나 봐요."

"아, 그런가? 하하하"

이런 방식으로 할아버지가 그의 아버지의 멋진 모습과 아버지를 닮은 자신의 모습을 인지할 수도 있도록 했다. 할아버지는 계속 당신 아버지 자랑을 신나게 하면서 오래된 감정을 조금씩이나마 풀 수 있었다. 그렇게 말로 할아버지의 오래된 감정을 풀 수 있게 도와드리면서 노안치료와 함께 화병을 풀어주는 치료를 병행했다.

신촌 한의원을 떠나올 때 할아버지가 건강검진을 했는데 췌장에 혹이 있다는 진단을 받았다고 말씀하셨다. 다행히 양성종양이라고 하셨다. 돌이켜보면 그때 할아버지의 화병을 치료하고, 할아버지와 그 아버지의 관계회복을 위해 나름 대화로 심리치료를 해드리길 잘했다는 생각이 든다. 그런 노력이 할아버지의 큰 병을 미리 막아드리는 데 조금이라도 일조한 것 같아서이다.

스스로 부모의 장점, 멋진 모습을 아는 것은 부모와의 관계를 회복하고 감사하는 데 큰 도움이 된다. 부모의 멋진 모습은 대부분 자신에게도 있을 가능성이 크다. 생명의 뿌리가 같고, 유전자도 일치하니 닮을 수밖에 없다.

사람은 누구나 장점과 단점을 함께 갖고 있다. 아무리 부모로서의 소양이 부족한 부모라도 장점이 없을 리 없다. 다만 부모에 대한 미움이 크면 미움이 갖는 부정적인 에너지가 커서 장점이 보이지 않을 뿐이다. 미움을 거두고 장점을 찾으면 분명 장점이 보인다. 그 장점이 나에게도 있다는 것을 알면 부모와 내가 얼마나 강력한 끈으로 이어졌는지 체감할 수 있다.

부모가 좋으면 당연히 부모를 닮고 싶어 한다. 하지만 부모가 너무 싫어 부모처럼은 되지 않겠다고 해도 결국엔 그렇게 싫어했던 부모의 모습을 닮는 경우가 많다. '미워하면서 닮는다'는 말이 괜히 있는 게 아니다.

부모는 내 생명의 뿌리이기 때문에 부모의 모든 것은 나에게로 이어질 수 있다. 장점은 물론 단점까지 이어질 수 있는데 당연히 단점보다는 장점을 많이 이어받는 것이 좋다. 그러려면 부모에 대한 미움을 버리고 감사해야 한다.

우리 몸은 비슷한 에너지를 끌어당긴다. 긍정적인 감정으로 충만할 때는 긍정적인 에너지를 끌어당기고, 미움과 같은 부정적인 감정이 차 있을 때는 부정적인 에너지를 끌어온다. 그래서 부모를 미워하면 부모의 장점보다 미워했던 단점을 더 많이 닮게 된다.

부모를 존중하고 사랑해야 하는 이유는 결국 나 자신을 위해서이다. 생명의 뿌리인 부모를 부정한 상태에서는 온전히 나를 인정하고 사랑하고 존중할 수가 없다. 그러니 아주 작은 장점이라도 그동안 미처 보지 못했던 부모의 장점을 보는 것부터 관계 회복을 시도해볼 것을 권한다.

부모에 대한 사랑이 과한 것도 병이다

모든 암이 어렵지만 췌장암은 특히 더 까다로운 암이다. 췌장이 워낙 우리 몸 깊숙한 곳에 있어서 초기에 발견하기 쉽지 않다는 것도 이유이지만 한의학의 관점에서 보면 또 다른 중요한 이유가 있다.

췌장은 우리 몸 중심의 가장 깊숙한 곳에 위치한 장기이다. 췌장을 지나는 경락은 일명 뿌리경락으로 땅과 연결돼 땅의 에너지를 흡수하는 생명의 경락이기도 하다. 그래서 췌장에 암이 생기면 생명 자체가 위협받는 것이어서 완치가 쉽지 않다.

췌장이 공간적으로나 구조적으로나 우리 몸의 중심에 위치한 만큼 인간관계에서도 가장 깊은 관계, 즉 부모, 부부, 나 자신, 자식과의 관계에 영향을 미친다. 아직까지 임상에서 자식 문제로 췌장암에 걸린 경우는 아직 보지 못했지만 자식은 부모에게 아주 중요한 존재여서 자식 문제가 췌장암으로 이어질 가능성은 배제할 수 없다.

적어도 내가 경험한 췌장암 환자는 부모 문제, 부부 문제, 자기혐오 중 어느 한 가지 문제를 안고 있었다. 어느 것 하나 쉽지 않은 문제지만 개인적으로는 부모 문제 중에서도 '조실부모'가 가장 어려운 문제라고 본다. 부모님이 나이가 들어 돌아가시는 것은 자연스러운 섭리지만 자녀가 10~20대 혹은 더 어렸을 때 부모가 돌아가시면 그로 인한 상처는 평생을 갈 수도 있다. 특히 부모에게 사랑을 충분히 받은 경우라면 문제는 더욱 심각하다. 아낌없는 사랑을 주었던 부모가 너무 그립고, 보고 싶어 부모님이 계신 곳으로 가야 하니, 결국은 죽고 싶은 마음이 드는 것이다.

일찍 돌아가신 부모에 대한 그리움도 과하면 독이 된다. 보통 심리학에서는 정상적인 애도기간을 3개월 정도로 본다. 하지만 한의학적 관점에서 보면 3개월은 좀 짧은 느낌이다. 완전히 슬픔에 몰입해 일상이 무너질 정도의 기간은 3개월일 수도 있겠지만 일상이 가능할 정도로 감정을 추스르는 데는 몇 년이 걸릴 수도 있다. 그 옛날 부모가 돌아가셨을 때 3년상을 치렀던 것은 부모를 잃은 자식의 감정이 3년은 지나야 추슬러진다고 본 것은 아니었을까 싶다.

애도기간이 3개월이든 3년이든 기간 자체는 중요하지 않을 수 있다. 아무리 슬퍼도 시간이 지나면 감정이 옅어져야 하는데, 계속 부모를 잃은 슬픔이 가시지 않는다면 삶이 우울하고 무기력해진다. 감정의 색깔은 분노와 미움과는 다르지만 삶의 이유를 놓아버리게 한다는 점에서는 동일하다.

부모님을 너무 사랑한 나머지 보고 싶어서 죽고 싶고, 따라가고 싶은 마음이 든다면 해결이 쉽지 않다. 이런 경우라면 '살아야 하는 이유'를 만드는 것이 중요하다. 예를 들어 아이가 있다면 '내가 죽으면 내 아이는 나처럼 조실부모한 아이가 되는구나'를 인지하고 이 땅에 살아가야 할 이유를 제공하는 끈을 만들어야 한다.

천은 무한하다. 몸(지)과 감정(인)은 시간이 지나면 소멸되지만 천은 다르다. 내 생명의 뿌리인 부모가 세상을 떠나도 나는 존재하고, 나에게 이어진 생명의 뿌리는 자식에게로 이어진다. 결국 자식을 있는 그대로 인정하고 존중하며 아낌없이 사랑하는 것 역시 부모를 사랑하는 것처럼 천을 건강하게 만드는 치유법이다.

02

형제, 자매는
수평적으로 연결된 천이다

부모가 상하 수직적으로 이어지는 생명의 뿌리라면 형제, 자매는 좌우 수평적으로 이어지는 생명의 뿌리라 할 수 있다. 부모를 내가 선택할 수 없었듯이 형제, 자매 역시 내 의지와는 상관없이 정해지는 천으로 연결된 관계이다. 부모보다는 다소 연결의 끈이 약하게 느껴질 수도 있지만 형제, 자매 역시 천을 병들게 할 수 있는 강력한 요소이다.

마음이 착한 사람일수록 형제, 자매의 관계에서 상처를 받기 쉽다. 그렇다고 혈연으로 연결된 천의 관계이기 때문에 형제, 자매로부터 너무 큰 스트레스를 받아 죽을 만큼 힘들어도 관계를 마음대로 끊기도 어렵다.

또 다른 나인 형제자매를 대하는 올바른 자세

겉으로는 강해보이지만 속은 여리고 착한 환자가 있었다. 대장암 진단을 받은 환자였는데, 다행히 건강검진을 하다 초기에 발견해 생명에는 아무런 지장이 없었다. 그 환자의 문제는 환자보다 3살 어린 남동생이었다. 욕심은 많지만 욕심만큼 노력은 하지 않는 유형이었다. 끈기도 없어 취업을 하면 몇 달 버티지 못하고 그만두기를 반복했다. 그러다 보니 40세가 훌쩍 넘었는데도 경제적 독립을 하지 못하고 끊임없이 형인 환자에게 돈을 요구했다.

부모님이 살아계셨을 때는 부모님이 동생을 뒷바라지 했다. 부모님은 돌아가시면서 자리를 잡지 못한 동생이 걱정스러워 많지는 않지만 유산을 동생에게 다 남겼다. 착한 성품의 환자는 서운해하지 않았다. 부모님의 유산으로 동생이 잘 살 수 있다면 그것으로 충분하다고 생각했다.

그런데 동생은 회사는 도저히 못 다니겠다며 덜컥 사업을 시작했다. 1년도 안 돼 사업은 하향곡선을 그리기 시작했고, 그때부터 동생은 수시로 형에게 돈을 빌려달라고 했다. 처음 한두 번은 기꺼이 빌려주었다. 조금만 도와주면 사업이 정상궤도에 올라갈 것이라 생각했기 때문이다.

하지만 사업은 끝내 망했고, 동생은 의욕을 상실한 채 폐인처럼 살며 수시로 돈을 달라고 했다. 그렇게 동생에게 넘어간 돈이 1억 원이 훌쩍 넘는다. 더 이상 빌려줄 여력이 없는데도 동생은 빌려줄 때까지 문자를 보내거나 전화를 해대곤 했다. 그런 동생이 끔찍하게 싫으면서도 외면하면 혹시라도 나쁜 생각을 할까봐 아예 모른척하지도 못하고 속을 끓여야 했다.

"동생 때문에 너무 스트레스를 받아요. 그렇다고 핏줄인데 나 몰라라 할 수도 없고……, 어떻게 해야 할까요?"

환자는 답답해하며 조언을 구했다. 부모가 곧 나인 것처럼 형제도 또 다른 나이다. 어렸을 때는 외모도, 성향도 달라 보이는 형제지만 이상하게 나이가 들수록 비슷하게 닮아가는 경우를 많이 보았을 것이다. 생명의 뿌리가 같은, 같은 유전자를 갖고 태어난 형제이기 때문에 당연한 일이다.

같은 유전자를 갖고 태어났는데 사는 모습이 다른 것은 삶의 과정에서 작용하는 수많은 변수들이 달랐기 때문일 것이다. 그러니 변수가 동일했다면 너무도 미운 형제의 모습이 곧 나의 모습이었을 가능성도 충분하다.

이처럼 형제, 자매는 또 다른 나이기 때문에 있는 그대로 인정하고 사랑하는 것이 원칙이다. 하지만 스스로 자기 삶의 주인이 되지 못하고 형제에게 기생해 살려는 병리적인 모습까지 인정하고 사랑해야 하는 것은 아니다.

사람은 성인이 되면 스스로 자기 삶을 책임져야 한다. 스스로 자립할 수 있도록 도와주는 것은 또 다른 나인 형제를 위한 사랑일 수 있지만 무조건 기생하려는 형제를 허용하는 것은 서로에게 상처를 남길 뿐이다. 감당하기 힘들다면 더더욱 단호하게 선을 그어야 한다. 형제가 밉더라도 용서하고 사랑하는 것은 궁극적으로 나를 위해서이다. 그런데 병리적인 형제 관계를 끊지 못하고 계속 안고 가느라 더 힘들고 아프다면 당연히 정리해야 한다.

생명의 뿌리를 공유한 영원한 경쟁자

사이좋은 형제자매도 많고, 형제자매를 위해 기꺼이 자기 것을 내어주는 형제도 많지만 원초적으로 형제자매는 영원한 경쟁자의 운명을 갖고 태어난다. 부모가 수직으로 연결된 천이라면 형제자매는 수평으로 연결된 천인데, 수평으로 연결되다 보니 끊임없이 서로를 비교하고 경쟁하는 대상이 된다. 태어나면서부터 부모의 애정을 차지하려는 경쟁이 시작되고, 이후 자라면서 관심과 애정을 갈구하는 시기와 질투, 경쟁은 점점 더 심해진다.

태어날 때부터 숙명의 경쟁자인데, 부모가 자녀를 대하는 잣대가 공평하지 못하면 형제자매의 경쟁은 갈등으로 치닫는다. 부모가 공평하게 대하려고 노력해도 원초적인 관계가 경쟁자여서 형제자매의 갈등을 원천봉쇄하기란 어렵다.

예를 들어 첫째는 부모의 사랑을 독차지하다 둘째가 태어나면서 사랑을 뺏겼다고 생각해 질투를 느낄 수밖에 없다. 게다가 부모로부터 몇 살 차이가 나지도 않는데, 형이니까 혹은 언니니까 동생을 잘 챙기고 형, 언니 노릇을 해야 한다는 말을 듣고 자란다. 동생은 동생대로 형이나 언니에게 치여 옷부터 장난감까지 물려받는 경우가 많다 보니 늘 손해 보는 기분이 든다.

천이 건강할 때는 원초적인 경쟁자이긴 해도 형제자매가 서로 배려하면서 친구처럼 잘 지낼 수 있다. 하지만 천이 건강하지 못하면 본능적인 질투심은 화, 분노, 미움 등과 같은 부정적인 감정으로 자라 형제자매 관계를 악화시킨다.

수평적인 천의 관계를 건강하게 만들기 위해서는 부모와 형제자매가 함께 노력해야 한다. 부모가 해야 할 가장 중요한 일은 자식들을 비교하지 않는 것이다. 자녀들을 있는 그대로 인정하고 사랑해주면 자녀들은 각자 자존감이 높아져 형제자매가 갖고 있는 것을 부러워하거나 시기, 질투하지 않는다.

자녀들도 다른 형제자매들과 자신을 비교하지 말고 있는 그대로의 자신을 인정하고, 존중하고 사랑해야 한다. 다른 사람이 갖고 있는 것을 보며 부러워하는 대신 자신이 갖고 있는 재능이나 좋은 점을 먼저 보고 스스로를 사랑한다면 수평적인 천은 평화롭고 건강할 수 있다.

03

부부는 양날의 검이다

부부란 한마디로 정의하기 힘든 관계이다. 부모나 형제처럼 생명의 뿌리를 공유한 사이가 아닌데도 피를 나눈 가족 못지않게 끈끈하다. 부모와 형제가 선천적인 천이라면 부부는 후천적으로 맺어진 천의 관계라고 보아도 무방하다.

부부 관계는 양면성이 있다. 관계가 좋을 때는 그 어떤 관계보다도 강력하면서도 긍정적인 에너지를 주고받는다. 웬만한 스트레스는 그 강력한 긍정 에너지 앞에서 한없이 무기력해질 뿐이다. 하지만 관계가 나쁠 때는 원수도 그런 원수가 없다. 같이 있는 것 자체가 고역이다. 서로가 서로에게 칼날을 들이대며 생채기를 낸다. 그러다 보면 마음은 말할 것도 없고, 몸도 치명상을 입는다.

약이 되는 부부 vs 독이 되는 부부

결혼한 암 환자의 생존율이 높다는 연구 결과가 있다. 중국 안후이의대 연구팀이 2010~2015년 위암 초기 진단을 받은 환자 3,647명을 대상으로 혼인 여부가 위암 환자의 생존율에 미치는 영향을 분석했다. 참가자 중 54%가 기혼자였고, 17%가 사별, 14%가 미혼, 7%가 이혼한 상태였다. 나머지 8%는 결혼 여부를 알 수 없었다.

연구 결과 결혼한 암 환자의 5년 생존율이 72%로 결혼하지 않은 환자의 60%보다 유의미하게 높았다. 결혼한 환자 중에서도 여성의 예후가 더 좋았다. 결혼한 여성 중 76%가 5년 이상 생존했고, 남성의 생존율은 이보다 낮은 69%였다.

배우자가 있는 암 환자의 생존율이 높다는 것은 그만큼 가족의 사랑과 보살핌이 중요하다는 것을 의미한다. 암에 걸리면 누구라도 심리적으로 위축돼 우울과 불안, 공포에 시달리는데 이때 배우자가 격려해주는 것이 큰 힘이 된다.

나 또한 배우자를 비롯한 가족의 역할이 중요하다는 데 전적으로 동의한다. 하지만 어디까지나 좋은 관계일 때에 한해서이다. 관계가 좋으면 동일한 생명의 뿌리로 연결된 부모와 형제보다도 더 강력한 긍정적인 에너지를 주고받지만 관계가 좋지 않으면 오히려 배우자 때문에 병이 난다. 몸(지)과 감정(인)은 말할 것도 없고, 스트레스가 너무 심한데도 오랫동안 참으면 정신의 세계인 천도 병이 들고 만다.

실제로 암에 걸려 투병하는 분들 중에는 배우자 때문에 오랫동안 마음 고생했던 분들이 꽤 많다. 믿었던 남편 혹은 아내가 바람을 펴 큰 충격을 받은 경우도 있고, 배우자의 언어적, 물리적 폭력에 오랫동안 시달리다 병을 얻은 분, 경제활동을 하지 않고 무기력함에 빠져 있는 배우자를 보면서 화를 꾹꾹 참다 암에 걸린 분 등 사연도 제각각이다.

꽤 시간이 지났는데도 잊히지 않는 부부가 있다. 40대 중반의 남편이 췌장암에 걸려 부부가 함께 내원한 적이 있다. 병원에서는 이미 여명이 1~2달 정도라는 시한부 판정을 받은 상태였다. 그럼에도 남편은 간절하게 살고 싶어 했다. 그런데 그런 남편이 있는 자리에서 아내가 물었다.

"원장님. 아무래도 힘들겠죠? 남편 명의 재산을 빨리 정리 좀 해야 하지 않을까요?"

그 얘기를 듣는 순간 너무 어이가 없어 아무 말도 할 수 없었다. 물론 췌장암 말기는 회복이 쉽지 않다. 그렇다고 죽음을 앞두고 있는 남편 앞에서 재산 정리를 궁리한다는 것은 정상적인 부부 관계에서는 상상하기 힘든 모습이다. 너무도 현실적이고 이기적인 아내의 성향이 그동안 남편을 꽤나 힘들게 했을 것 같았다. 슬퍼하기보다는 계산이 앞서는 아내를 보면서 환자의 처지가 너무 안타까워 한동안 마음이 좋지 않았다.

서로를 진심으로 위하고 사랑하는 부부는 혈연으로 맺어진 천의 관계보다 서로에게 더 힘이 되고 약이 된다. 하지만 자신이 배우자의 천을 병들게 한 원인인데도 여전히 자신의 잘못을 보지 못한다면 이미 병든 천을 더 아프게 하는 독이 될 뿐이다.

용서가 가능하면 천은 회복한다

아무리 좋아서 부부로서의 연을 맺었다 해도 늘 좋을 수는 없다. 부부 사이의 크고 작은 갈등은 있기 마련인데, 그 갈등을 얼마나 잘 해소하느냐에 따라 유대관계가 깊어지기도 하고, 남보다도 못한 사이가 되기도 한다. 갈등이 오랫동안 반복되고 켜켜이 쌓이면 천인지 모두가 아픈 암과 같은 병이 생기기도 한다.

비록 부부갈등이 암을 만드는 데 결정적인 역할을 했다 해도 기회는 있다. 실제로 남편이 바람을 피웠다든가, 무리한 투자로 거액의 돈을 날려 속을 썩이다 암에 걸렸던 분들 중 남편의 태도가 180도 달라지면서 완쾌한 분들이 있다.

남편과의 갈등으로 마음고생을 하다 췌장암에 걸린 환자가 있었다. 처음부터 잉꼬부부는 아니었지만 그럭저럭 큰 문제없이 살았는데 남편이 무리한 투자로 30억 원을 날리면서 갈등이 증폭되었다. 잘해보려고 열심히 일하다 손실을 봤다면 덜 속이 상할 텐데, 일확천금을 꿈꾸며 아내에게 상의도 안 하고 전 재산이나 다름없는 돈을 투자했다 날린 것이어서 도저히 용서가 안 됐다. 정말 남편을 죽이고 싶을 정도로 분노가 치밀어 올랐다. 밉지만 아이들 때문에 이혼을 할 수도 없어 꾹꾹 참으면서 살다 보니 췌장암이 생겨 버렸다.

췌장암 진단을 받은 뒤 환자는 남편을 용서했다. 이미 엎질러진 물인데, 남편을 미워하고 분노한다고 없어진 30억 원이 돌아오는 것도 아니고, 몸과 마음만 더 아프고 망가질 뿐이라는 생각에서였다. 또한 남편은 자신의 잘못을 깊이 반성하고 진심으로 아내에게 용서를 구했다. 아내가 췌장암 진단을 받은 후에는 다 자신 때문이라며 아내를 살뜰하게 살피며 헌신했다.

몸과 마음을 괴롭히던 부정적인 감정을 내려놓아서 그런지 환자의 표정은 편안했다. 보통 환자들이 내원할 때는 얼굴에 수심이 가득하다. 하지만 그 환자는 달랐다. 마치 놀러오거나 쇼핑을 하러 온 것처럼 즐겁게 온다. 친구들을 대동하고서 말이다. 한의원에 도착하면 "너무 장거리 운전을 했더니 배고파요. 원장님 먹을 것 좀 주세요"라며 스스럼없이 말하기도 한다.

그 환자분은 지금 건강하게 잘 살고 있다. 물론 그 환자는 운이 좋게도 비교적 초기인 2기에 췌장암을 발견했다. 하지만 췌장암은 비교적 진행이 빠른 편이어서 1~2기로 진단받았어도 빠른 속도로 3~4기로 진행되기도 한다. 그럼에도 건강을 되찾을 수 있었던 것은 췌장암 진단을 받고 남편을 용서한 것이 큰 힘이 되었다고 본다.

생각할수록 대단한 분이다. 자신을 아프게 한 남편을 용서한다는 것은 쉬운 일이 아니다. 물론 남편이 자신의 잘못을 반성하고 용서를 구하기는 했지만 용서는 스스로의 선택이다. 스스로 천을 회복시키겠다는 의지와 에너지가 있었기에 용서가 가능했고, 아픈 천을 스스로 치유하면서 지와 인을 위한 치료를 병행해 치료 효과가 극대화되고 건강을 되찾을 수 있었다.

용서할 수 없다면 거리를 두어야 한다

남편을 용서할 수 없는데도 부부의 연을 이어가다 운명을 달리한 분도 있다. 광고기획사 카피라이터로 일하던 여성인데, 이성적이고 현명한 분이었다.

부모와의 갈등이나 자기혐오도 없어보였다. 진료를 올 때마다 남편과 함께 왔는데, 남편과의 사이도 괜찮아보였다. 환자가 남편을 대하는 태도도 평범했고, 남편도 아픈 아내를 세심하게 잘 챙겼다.

대체 무엇이 환자를 아프게 했을까? 얼마 후 우연히 알게 된 사연은 안타깝고 안쓰러웠다. 남편이 외도를 한 적이 있는데, 그로 인해 자존심에 엄청난 상처를 입었다. 환자는 남편의 외도를 인정하는 것조차 자존심이 상해 지금껏 모르는 척하며, 겉으로는 아무 일도 없는 것처럼 태연하게 지냈다. 얼마나 감쪽같이 자신의 감정을 감추며 살았는지, 남편이 아내가 자신의 외도를 안다는 것을 전혀 몰랐다. 남편을 용서하지도, 헤어지지도 못하고 함께 살면서 감정은 곪을 대로 곪았고, 결국 췌장암 진단을 받았다.

남편과 이혼하지 않은 이유는 자식들 때문이었다. 요즘에는 이혼이 예전처럼 흉이 아니고, 이혼하거나 재혼한 후에도 행복한 가정을 꾸리는 경우가 많지만 그 과정에서 아이들이 크고 작은 상처를 받는 것을 많이 보았다. 그래서 자식들을 위해서는 이혼보다는 사별이 낫다고 생각해 들끓는 감정을 꾹꾹 누른 채 가정을 유지했다.

전혀 다른 생명의 뿌리를 받은 남남인데도 혈연으로 맺어진 천의 관계보다 더 끊기 어려운 이유는 대부분 자식인 경우가 많다. 자식은 남편과 아내가 함께 만든 소중한 천의 관계이기 때문에 환자처럼 자식을 위해 배우자와 헤어지지 못하는 경우가 흔하다. 결국 남편을 용서하지도, 헤어지지도 못한 상태에서 치료를 받았던 환자는 췌장암 진단을 받은 지 2년이 채 안 돼 세상을 떠났다.

스트레스를 유발하는 배우자를 용서할 수 없다면 최소한 거리를 두어야 한다. 천이 병들면 삶의 의미를 찾기도 힘들고, 살아야겠다는 의지도 약해지기 마련이다. 이혼을 하고 싶어도 자식들이 상처받을까봐 못하는 분들이 많은데, 꼭 이혼을 해야만 거리를 두는 것은 아니다. 이혼하지 않고 함께 사는 공간을 분리하는 것만으로도 천을 회복시킬 수 있다.

30대부터 남편을 대신해 가장 역할을 하다 유방암에 걸린 환자가 있었다. 환자가 가장이 된 것은 남편이 33세 젊은 나이에 뇌졸중으로 쓰러지면서부터이다. 남편은 하필이면 눈에 넣어도 아프지 않은 첫딸의 돌잔치가 한창일 때, 속절없이 무너졌다. 다행히 일찍 병원으로 옮겨 치료를 받은 덕분에 생명에는 지장이 없었지만 왼쪽이 마비돼 직장생활을 하거나 돈을 벌기에는 무리가 있었다.

환자는 씩씩하게 생활전선에 뛰어들었다. 가장 역할은 물론 집안 살림과 아픈 남편을 돌보는 일까지 다 환자의 몫이었다. 1인 3역을 하려니 환자의 하루하루는 전쟁과 같았고, 그렇게 힘든 세월을 수십 년을 견뎌냈다.

혼자서 감당하기 힘든 세월을 묵묵히 견디는 동안 스트레스는 차곡차곡 쌓였고, 그 스트레스는 결국 '유방암'이란 불청객을 만들었다. 다행히 조기에 발견해 수술과 방사선치료로 건강을 되찾을 수 있었다.

환자는 또 다시 유방암을 만나지 않기 위해 면역치료를 하고 싶어 했다. 면역력을 높이는 것도 필요하지만 나는 환자가 스트레스를 덜 받는 환경을 만드는 것이 시급하다고 판단했다. 정신적인 스트레스는 면역력뿐만 아니라 천의 세계에 치명타를 입히기 때문이다.

환자의 가장 큰 스트레스 요인은 '남편'이었다. 몸이 아픈 것은 남편의 잘못이 아니다. 몸이 불편해 일을 못하고, 아내의 보살핌을 받아야 하는 것 역시 어쩔 수 없는 일이다. 하지만 최소한 남편이 고생하는 아내에게 말이라도 따뜻하게 건네고, 아내에게 고마움을 표시할 수는 있다. 그런데 남편은 걸핏하면 아이처럼 투덜대고, 아내에게 불평불만을 쏟아냈다.

"만약 남편분의 태도가 바뀌지 않는다면 좀더 전문적인 돌봄이 가능한 요양병원이나 시설로 보내는 게 좋겠습니다."

"네? 아무리 힘들어도 어떻게 남편을 보낼 수가 있겠어요. 남편도 절대 가려고 하지 않을 거예요."

"우선 남편 분이 정신적으로 덜 의존하고, 어느 정도 혼자서 일상이 가능하다면 함께 지내도 괜찮습니다. 하지만 지금껏 그래왔듯이 계속 환자분을 괴롭힌다면 진지하게 고민해보셔야 합니다."

이후 그 분이 어떤 선택을 했는지는 알 수 없다. 지금껏 남편이나 자식들이 힘든 것보다 자신이 힘든 게 낫다며 인내했던 분이라 남편과 거리를 두는 것이 쉽지는 않을 것이다. 하지만 내가 건강하지 않고서는 가족을 잘 돌볼 수 없다. 그러니 나를 위해 거리를 두는 것이 남편이나 아이들에게도 더 좋을 수 있다는 것을 이해했으면 좋겠다.

04

가족 세우기,
천을 치유하는 종합 프로그램

부모, 형제자매, 부부 등 가족 간의 갈등은 눈에 보이지 않는 것이 다가 아닐 수 있다. 표면적으로는 현재 일상을 같이 하는 가족들의 문제로 보이지만 그 뿌리는 선대로 거슬러 올라가는 경우가 있기 때문이다.

천에 해당하는 생명의 뿌리는 당장은 부모에게서 자식으로 이어져 있지만 부모는 윗대인 할아버지와 할머니와 연결되어 있고, 할아버지와 할머니는 이전의 선대와 연결되어 있다. 게다가 천은 단지 생명의 뿌리만 연결하는 것이 아니라 선대가 겪은 트라우마까지도 연결한다. 그렇기 때문에 선대의 트라우마가 현 가족의 갈등으로 이어진 경우라면 당장의 문제만 봐서는 천을 치유하기 어렵다. 선대에 어떤 트라우마가 있었는지 알아야 치유가 가능한데, 이를 도와주는 효과적인 치유법이 '가족세우기'이다.

가족 트라우마도 되물림된다

가족세우기는 독일의 가족치료사 버트 헬링거(Bert Hellinger)가 개발한 가족심리치료법이다. 가족 간의 관계를 통해 눈에 보이지 않는 선대의 가족 트라우마를 발견해 이를 인지하게 하는 것이다.

처음 가족세우기를 접했을 때 선대 가족 트라우마가 '천'의 개념을 그대로 반영하고 있어 깜짝 놀랐다. 헬링거는 개인이 경험한 상처는 개인 무의식으로 저장되고, 가족들이 함께 겪은 트라우마는 집단 무의식이 되어 가족의 관계는 물론 다른 사람들과의 관계에까지 영향을 미친다고 했다.

무의식의 세계는 천이다. 말 그대로 의식하지 못하는 공간에 저장된 기억은 쉽게 인지할 수 없다. 그럼에도 자신도 모르는 사이 무의식에 저장된 상처가 후대에 생명이 이어지는 것처럼 이어진다.

누가 봐도 행복할 수밖에 없는 조건을 갖추었는데도 힘들어하는 여성이 있었다. 남편은 다정하면서도 성실한 사람이었고, 시부모도 성품이 좋은 분들이었다. 여성도 나름 열심히 결혼생활을 충실하게 하려 애를 썼지만 좀처럼 행복해지지 않았다. 여성 자신도 왜 그런지 알 수가 없었다.

이유는 가족세우기를 통해 밝혀졌다. 그녀의 할머니는 가정에 소홀하고 이기적인 할아버지 때문에 늘 외롭고 불행했다. 그녀는 그런 할머니의 불행한 운명을 무의식적으로 자기 것으로 받아들였다. 할머니의 운명과 얽혀있으니 행복해서는 안 될 것 같다는 생각을 무의식적으로 했던 것이다.

때로는 전혀 본 적도, 알지도 못했던 선대의 운명이 이어지기도 한다. 가족들에게 특별한 문제가 있는 것도 아닌데 늘 혼자 겉도는 청년이 있었다. 부모가 충분히 지원을 하는데도 정작 본인은 혼자 내버려진 느낌이 들어 부모를 원망하는 일이 잦았다. 위로는 형이 있고, 아래로는 여동생이 있는데, 그들과도 사이가 좋지 않았다. 그런 자신 때문에 가족들이 힘들어하는 것을 알았지만 그럼에도 혼자인 느낌은 지워지지 않았고, 더 삐딱하게 행동하곤 했다.

가족세우기를 통해 청년이 오래 전에 세상을 떠난 삼촌의 운명과 얽힌 것이 밝혀졌다. 할아버지, 할머니가 경제적으로 너무 어려워 삼촌을 잠시 친척집에 맡겼던 적이 있다. 형편이 빨리 나아지지 않아 꽤 오랫동안 친척집에서 살았고, 그때 삼촌은 부모로부터 버려졌다고 생각해 시름시름 앓다 어린 나이에 세상을 떠났다. 삼촌은 할아버지와 할머니는 물론 아버지한테도 큰 상처로 남았는데, 정작 삼촌의 운명과 얽힌 것은 청년이었던 것이다.

이처럼 무의식인 천의 세계에는 강렬한 아픔과 트라우마가 저장되어 있고, 형체도 없는 그 기억은 후손에게 어떤 형태로든 전해져 여러 가지 문제로 표출된다. 아주 먼 선대의 기억이 이어진 경우도 있는데, 이런 경우 현실의 여러 문제의 근원을 짐작하기가 더욱 어렵다.

인지할 수 없는 무의식(천)에 저장된 가족 트라우마를 발견해 아픈 가족을 치유하려는 목적으로 개발된 것이 '가족세우기'이다. 가족세우기는 선대든, 현재든 가족 누군가와 운명이 얽혀있는지를 알아내는 치유법인데, 운명의 얽힘을 아는 것으로부터 치유는 시작된다.

가족세우기를 하는 방법

가족세우기의 기본은 가족구성원을 대신할 수 있는 인형이나 대리인을 세워 가족관계를 살펴보는 것이다. 생각보다는 느낌대로, 직관에 의해 세우는 것이 중요하다. 가족을 다 세웠을 때의 모습이 내 마음속에 존재하는 가족의 모습이다.

마음이 끌리는 대로 가족세우기를 하면 가족 간의 정서적 거리를 볼 수 있다. 아버지와 사이가 좋지 않으면 아버지를 대신하는 인형이나 대리인을 멀찌감치 떨어뜨려 놓고, 가까운 가족하고의 거리는 가깝게 배치시킨다. 시선도 제각각일 수 있다. 가족이 모두 한 곳을 보게 세울 수도 있지만 서로 등지고 시선을 피하게 세우기도 한다.

가족세우기의 대상은 꼭 현재의 가족에 국한되지 않는다. 이미 세상을 떠난 선조라도 현재 가족이 겪는 문제에 깊게 얽혀있다면 그 분도 함께 세운다.

사실 가족세우기를 혼자서 하기는 어렵다. 인형을 가족 대신 세워 대략적인 가족 간의 갈등이나 문제를 알 수는 있지만 무의식에 저장돼 이어지는 가족 트라우마까지 알기는 역부족이다. 따라서 이해할 수 없는 가족 갈등이나 원망으로 힘들다면 가족세우기 전문가의 도움을 받는 것이 좋다.

가족세우기를 하는 구체적인 방법은 치료자가 누구인가에 따라 조금씩 다를 수 있다. 하지만 기본은 동일하다. 여기서는 인형 대신 다른 사람을 가족 대리인으로 세우는 방법을 소개한다.

① 현재 가족의 문제나 특정 사건을 파악한다.

가족세우기를 하기 전에 현재 가족에게 어떤 문제와 갈등이 있는지 살펴본다. 더불어 부모의 이혼이나 죽음, 형제자매의 죽음, 행방불명 등 가족구성원에게 트라우마가 되었을 큰 사건이 있는지 파악한다. 또한 가족임에도 어떤 이유에서든 가족으로 인정받지 못하고 제외된 사람이 있는지도 알아본다. 당장은 알지 못해도 부모나 친척들에게 물어보면 선조들의 아픈 삶을 알 수 있다.

② 가족을 대신할 대리인을 선정해 가족세우기를 한다.

대리인을 선정할 때는 실제 가족과 비슷한 느낌이 나는 사람으로 정하는 것이 좋지만 절대적인 것은 아니다. 가족구성원을 대신할 대리인이 다 정해지면 대리인에게 역할을 알려주고 자신이 생각하는 적절한 위치에 세운다.

가족 대리인을 세울 때 서로의 관계를 고려해 거리, 시선 방향을 잡아주고, 표정이나 몸짓을 요구할 수도 있다. 바닥이나 의자에 앉거나 서는 식으로 높낮이를 다르게 해도 된다. 높낮이는 위계를 상징한다.

가족구성원을 다 세웠으면 느낌대로 잘 세웠는지 확인한다. 만약 부족한 부분이 있다면 위치나 시선 등을 수정할 수 있다.

③ 대리인들이 무엇을 느끼는지 알아본다.

가족세우기를 한 후 대리인들은 잠시 눈을 감고 자신이 맡은 가족구성원으로서 어떤 느낌을 받는지 알아본다. 신기하게도 대리인은 진짜 가족은 본 적도 없는데, 가족 간의 관계에서 느꼈을 법한 감정을 느끼거나 신체적 반응을 보이기도 한다. 예를 들어 가족세우기를 진행하는 당사자와 사이가 좋지 않아 멀리 떨어져 있는 경우 답답하고 불편해하거나 미안한 감정을 느낀다. 평소 두통에 시달리는 가족을 대신하는 경우 두통을 경험하기도 한다.

④ 대리인들이 원하는 위치로 가거나 소망을 이야기하게 한다.
원하는 위치로 간다는 것은 현재의 가족관계를 개선하고 싶다는 마음을 표현하는 것이다. 예를 들어 멀리 떨어져 있던 가족 가까이로 가거나 등을 돌려 시선을 마주하는 등의 행위는 갈등을 해소하고 잘 지내고 싶은 마음을 의미한다. 행동이 아닌 말로 소망을 이야기해도 좋다. 진짜 가족은 아니라도 대리인들은 진짜 가족이 할 수 있을 법한 이야기를 해 미처 몰랐던 가족구성원들의 마음을 알게 되기도 한다.

⑤ 가족에게 하고 싶은 이야기를 한다.
건강하지 못한 가족관계 때문에 힘들어했던 사람은 가족세우기를 통해 어떤 문제가 있는지 발견할 수 있다. 가족세우기는 치유를 목적으로 하기 때문에 문제를 발견한 것으로 끝나는 것은 바람직하지 않다. 그동안 몰랐던 문제를 알았다면 해결해야 한다. 해결을 위해서는 가족에게 그동안 하고 싶었던 이야기를 해야 한다.

　예를 들어 불행한 결혼생활을 했던 어머니와 운명이 얽혔다면 "엄마, 무심한 아빠 때문에 엄마가 힘든 결혼생활을 했던 건 정말 가슴이 아파. 그래도 날 낳고 잘 키워줘서 고마워. 엄마 덕분에 좋은 사람 만나 결혼 잘 했어. 행복하게 살께"라고 말할 수 있다.

6.25때 총에 맞아 죽은 할아버지와 인연이 얽혀 있어 힘든 것이라면 선대 할아버지에게 "안녕하세요. 할아버지 손주입니다. 당신은 총에 맞아 돌아가셨지만 할아버지 덕분에 생명은 잘 이어졌습니다. 고맙습니다. 앞으로 잘 살겠습니다"와 같이 선대의 트라우마를 기억해주고, 고마움을 전하면 된다.

천인지 노트

가족세우기를 경험하고 싶을 때 도움을 받을 수 있는 곳

1. 네이버 카페, '마인드리더십'(https://cafe.naver.com/sewoogi)
고상근 서울대 명예교수님이 운영하는 카페. 가족세우기 외에도 생각과 느낌을 내려놓은 연습을 하는 마인드리더십을 경험할 수 있다. 약 10여 년 동안 한 달에 1~2회 가족세우기를 진행한다. 일정은 카페 공지사항에서 확인할 수 있다.

2. 풀라와 달마의 가족세우기 워크샵
가족세우기를 비롯한 각종 테라피와 명상 활동을 진행하는 독일인 달마와 한국인 풀라가 진행하는 워크샵이다. 홀수달(1,3,5,7,9,11) 마지막 주말 이틀동안 진행된다(2024년 기준). <https://c11.kr/fiwo>에서 신청할 수 있다.

3. 유명화_가족세우기tv
가족세우기 책인 <트라우마 대물림을 치유하는 법>을 저술하신 유명화 선생님이 운영하는 유튜브. 가족세우기가 무엇인지, 현실에서 가족세우기를 어떻게 활용해 도움을 받을 수 있는지를 알려주는 동영상들이 많다.

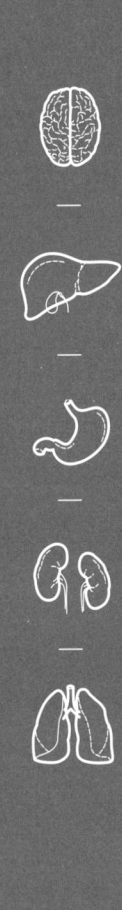
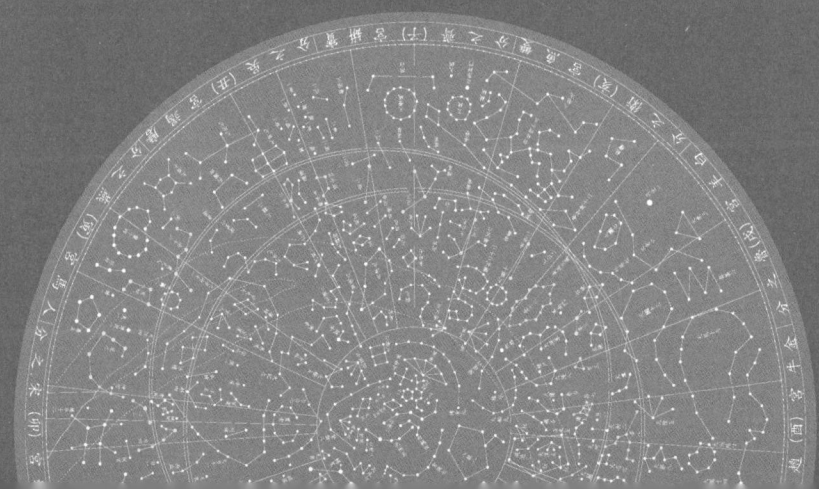

PART
05

천인지
통합 치유법

매일 할수록 건강해지는 통합 치유의 비밀

01

매일 감정 측정하고
천인지로 감정 끌어올리기

건강관리를 열심히 하는 사람들 중에는 매일 몸 상태를 습관적으로 체크하는 분들이 많다. 체중도 체크하고, 혈압도 체크하고, 식단도 체크하고, 불편하거나 아픈 데는 없는지, 운동을 얼마나 했는지 살피고 기록한다. 요즘에는 이런 내용들을 편하게 기록할 수 있는 앱도 많이 나와 있다.

이렇게 매일 몸의 컨디션을 체크하는 데는 열심이면서도 감정을 매일 살피는 일에는 무심한 사람들이 많다. 감정을 살피는 것은 감정을 알아차려주는 것과 같다. 알아차려주는 것만으로도 감정은 한결 가라앉지만 좀 더 적극적으로 감정을 다독이고, 더 좋은 감정으로 끌어올리면 그야말로 금상첨화이다.

현재 감정을 더 좋게, 긍정적인 감정으로 끌어올리는 방법은 다양하다. 대화나 소리를 지르는 것처럼 인의 에너지를 활성화시켜 감정을 좋게 만들 수도 있고, 몸을 움직여 지의 에너지를 활성화시켜 인의 에너지를 좋게 만들 수도 있다. 또한 휴식이나 낮잠 등의 천의 활동을 통해 부정적인 감정을 가라앉히고 긍정적인 감정을 끌어올리는 것도 가능하다.

천, 인, 지 중 어떤 활동을 해서 감정을 끌어올릴 것인가는 개인의 선택이다. 그때그때 할 수 있는, 혹은 자신에게 잘 맞는 천인지 활동을 하면 된다.

무드미터를 이용해 나의 감정 측정하기

우선 내 감정이 어떤지 측정하는 것부터 해야 한다. 현재의 감정이 어느 정도 수준인지를 알아야 어떻게 바꿀 것인지를 알 수 있기 때문이다.

내 감정의 색깔을 정확하게 알아차리기란 쉬운 일이 아니다. 기분이 좋아도 살짝 미소가 나올 정도로 기분이 좋을 수도 있고, 크게 환호성을 지르며 팔짝팔짝 뛸 정도로 좋을 수 있다. 반대로 기분이 나빠도 그냥 짜증이 나는 정도일 수도 있고, 너무 기분 나빠 죽고 싶은 마음이 들 수도 있다.

이처럼 감정은 같은 계열의 감정이라도 폭과 깊이가 천차만별이다. 빨강 계열이라도 그 안으로 들어가면 다양한 농도의 빨강이 존재하는 것처럼 말이다. 하지만 내 감정을 제대로 알려면 감정의 색깔이나 강도를 최대한 정확히 아는 것이 좋다. 이를 도와주는 것이 '무드미터'이다. 무드미터는 매일 느끼는 감정을 인식하고 측정하기 위해 만들어진 도구이다.

가장 많이 알려진 무드미터는 2013년에 마크 브래킷 교수가 개발한 도구이다. 이것은 감정을 크게 빨강, 노랑, 파랑, 초록으로 구분해 에너지와 쾌적함의 정도에 따라 감정을 배열한 일종의 감정표이다. 같은 계열의 감정이라도 에너지와 쾌적함을 기준으로 감정의 이름이 다 다르다.

무드미터 색상표는 시중에서 쉽게 구할 수 있다. 다양한 형태가 있으니 자신에게 맞는 무드미터를 골라 책상이나 벽에 붙여놓고 매일 자신의 감정이 어떤 색깔인지 살펴보면 감정을 치유하는 데 도움이 될 것이다.

마크 브래킷 교수가 개발한 무드미터 외에도 토니 로빈스가 개발한 무드미터도 있다. 토니가 주관하는 '라이프 마스터리(Life Mastery)'에서 처음 접했는데, 감정의 정도를 색깔이 아닌 숫자로 측정한다.

토니의 무드미터는 감정을 1~15의 숫자로 표현하며, 긍정적인 감정에는 +가, 부정적인 감정에는 −가 붙는다. 숫자가 높을수록 감정의 강도가 세다. 매일 아침, 점심, 저녁 자신의 감정이 어디에 해당하는지 체크하고, 긍정적인 감정과 부정적인 감정을 합한 최종 숫자를 확인한다. 이렇게 매일 감정을 측정하면 감정의 변화를 알아차릴 수도 있고, 감정상태를 좋게 변화시키는 데도 도움이 된다.

무드미터의 핵심은 자신의 감정을 측정하는 데서 그치지 않고, 감정을 한 단계라도 더 끌어올리려는 노력을 한다는 데 있다. 보통 마이너스의 부정적인 감정일 때만 감정을 좋게 끌어올려야 한다고 생각하는데, 감정이 플러스로 측정되어도 그보다 더 좋게 만들려는 시도를 하면 좋다. +1~+2였던 감정을 +3~+4로 살짝만 끌어올려도 하루가 더 즐겁고 활기찰 것이다.

감정은 생각만으로 바뀌지 않는다. 일어나 움직인다든가, 다른 사람과 대화를 한다든가, 잠시 눈을 감고 휴식을 취하거나 잠을 자는 등의 구체적인 행동에 의해 달라질 수 있다. 어떤 행동이 감정을 끌어올리는데 효과적인지는 그때그때 다를 수 있다. 현재의 감정이 어떤지 측정하고, 감정을 바꾸려는 다양한 시도를 한 후 다시 감정을 측정하면 그 활동이 얼마나 감정을 바꾸는 데 도움이 되었는지를 알 수 있다.

감정을 바꾸는 천인지 솔루션

감정을 바꾸는 가장 확실한 방법은 몸을 움직이는 것이다. 감정(인)은 움직임(지)으로부터 나오기 때문이다. 산책을 하든, 스트레칭을 하든 몸을 움직이면 감정 측정지수가 확실히 올라간다. 5분, 10분이라도 같은 동작을 반복하면 더 좋지만 여의치 않다면 앉았다 일어나는 정도의 간단한 동작만 해도 효과가 있다.

몸을 움직일 때는 에너지가 좋은 신나는 음악을 들으면 더 효과적이다. 어떤 음악이든 자신이 들었을 때 신나고 즐거우면 된다. 하지만 이왕이면 천인지가 완벽하게 조화를 이룬 노래면 더 좋다. 천인지 관점에서 보면 노래의 에너지는 천에 해당한다. 가사는 인, 멜로디는 지에 속한다. 가사만 좋아서도 안 되고, 멜로디만 좋아서도 안 된다. 가사, 멜로디가 다 좋아야 에너지가 넘치고 비로소 완벽한 삼위일체를 이룬다.

나는 요즘 싸이의 노래 '예술이야'에 꽂혀있다. 싸이의 노래는 워낙 멜로디가 신나고 에너지가 넘치지만 가사도 참 좋다. 그 전에는 아바의 댄싱퀸, BTS의 아이돌, 태연의 I도 좋아했다. 생각보다 에너지, 가사, 멜로디가 다 좋은 노래가 많지 않다. 멜로디와 에너지는 괜찮은데, 가사가 좋지 않은 노래들이 꽤 있는데, 굳이 그런 노래를 들을 필요는 없다.

인의 활동으로 인의 에너지를 높일 수도 있다. 가슴이 답답할 때 크게 소리를 지르면 막힌 가슴이 뚫리는 느낌이 든다. 마음이 맞는 사람과 실컷 수다를 떨면 스트레스가 줄기도 한다. 운동 경기를 보면서 있는 힘껏 함성을 지르며 응원해도 기분이 좋아진다. 이처럼 소리와 관련된 활동은 대부분 인에 속한다.

모든 소리가 도움이 되는 것은 아니다. 요즘 뉴스는 좋은 소식이 없다. 뉴스를 보거나 듣다 보면 괜찮았던 기분이 어느새 우울해지곤 한다. 가사도 뉴스와 비슷하다. 그래서 나는 치유에 집중해야 할 환자라면 뉴스를 보지 말 것을 권한다. 좋은 이야기만 들어도 부족할 판에 세상 우울한 소식들을 자꾸 듣다 보면 마음이 더 우울해지고, 그만큼 치유가 늦어질 수 있기 때문이다. 같은 인의 범주라도 감정을 더 나쁘게 만드는 소리는 당연히 피해야 한다.

잠시 휴식을 취하거나 낮잠 혹은 밤에 숙면을 취하는 것도 감정을 관리하는 데 도움이 된다. 이런 활동은 다 천의 영역에 해당한다. 지와 인의 좋은 에너지를 활성화시켜 감정을 바꿀 수도 있지만 지와 인 모두 쉬게 해주는 것이 효과적일 때도 있다. 예를 들어 감정이 너무 격하게 올라왔을 때 한숨 푹 자고 일어나면 감정이 많이 안정되기도 한다. 이는 자는 동안 지와 인이 충분히 휴식을 취해 안정된 결과이다.

이처럼 감정은 천, 인, 지 각각의 방법으로 바꿀 수 있지만 결국 감정이 가장 편안해지는 상태는 천인지 모두가 부족하지도 넘치지도 않게 조화를 이룰 때 구현된다. 몸을 움직이는 지의 방법으로 감정 바꾸기를 시도했을 때 인은 물론 천까지 자극을 받고, 인의 방법을 사용해도 지와 인까지 조화를 이루게 된다. 그러니 감정을 측정하게 그때그때 할 수 있는 방법을 동원해 감정을 바꾸면 된다.

02

생각을 바꿔 감정을 치유하는
천인지 감정일지

    천인지 관점에서 보면 천에 해당하는 생각은 씨앗, 지에 해당하는 몸은 밭에 비유할 수 있다. 씨앗을 밭에 뿌리면 싹이 나고 열매가 맺는다. 이 싹과 열매가 인에 해당하는 감정이다. 이처럼 생각은 감정을 만드는 씨앗과도 같다. 그래서 콩 심은데, 콩 나고, 팥 심은 데 팥 나듯이 좋은 생각을 하면 좋은 감정이 생기고, 나쁜 생각을 하면 감정도 부정적인 색깔을 띠기 마련이다.

    이처럼 생각이 감정을 불러오기 때문에 부정적인 감정을 없애려면 어떤 상황에서 그런 감정이 올라왔고, 혹시 상황을 잘못 해석해 감정을 증폭시키지는 않았는지 생각해봐야 한다. 예를 들어 암 진단을 받고 완치한 환자가 있다고 가정하자. 그런데 어느 날 암이 생겼던 부위에서 기분 나쁜 통증이 느껴지면 '혹시 암이 재발한 것 아니야' 라는 생각이 들며 두려울 수 있다. 두려움을 떨치지 못하면 생각은 점점 덩어리를 키워 '맞아, 암이 재발한 게 틀림없어' 식으로 비약하기 쉽다.

실제로 암이 재발했을 수도 있지만 아닐 수도 있다. 그런데도 '통증=재발'로 단정 짓고 두려워하는 것은 이전의 경험이 만들어낸 '자동적 사고'이다. 이 자동적 사고를 알아차리고 합리적으로 생각하면 두려움을 떨쳐낼 수 있다.

자동적 사고를 멈추고, 합리적 반응을 이끌어내기 위해서는 훈련이 필요하다. 훈련을 할 때 도움이 되는 것이 '천인지 감정일지'를 써보는 것이다. 감당하기 어려운 감정이 올라올 때마다 천인지 감정일지를 쓰면서 자동적 사고의 고리를 끊고 합리적인 반응을 끌어낼 수 있다면 감정을 효과적으로 컨트롤할 수 있다.

천인지의 균형이 감정과 생각을 바꾼다

상황과 생각이 감정을 불러오는 과정에도 천인지가 작용한다. 앞에서 '암이 발생했던 부위에 통증이 느껴지는 상황'은 '지'에 해당한다. 일반적으로 지는 천인지 중 가장 현실적이며 본능적이다. 모호하지 않고 명백하다. 눈에 보이는 것들은 대부분 '지'이고, 눈에 보이지는 않지만 있는 그대로의 명백한 사실(fact)도 지에 속한다.

통증으로 인해 올라오는 감정은 '인'의 영역이다. 눈에 보이는 지와는 달리 인은 형체가 보이지는 않지만 소리나 감각을 통해 유형화되는 특징이 있다.

통증으로 인한 두려움은 곧 '혹시 재발한 것 아니야'라는 자동적 사고로 연결된다. 생각(사고) 자체는 '천'의 영역이다. 무한하고 정형화되어 있지 않은 것은 '천'인데, 과거에 겪었던 경험은 '인'에 해당한다. 과거에 경험한 것(인)들을 무한한 사고의 영역인 천에 묻어두었다가 동일한 상황이 발생했을 때 경험으로 패턴화된 생각이 튀어나오는 것이 '자동적 사고'이다. 따라서 자동적 사고는 '인'과 '천'이 결합된 '인천'의 영역에 해당한다.

자동적 사고라고 다 나쁜 것은 아니다. 어린아이가 뜨거운 난로에 손을 데인 경험이 있다면 그 아이는 '난로를 만지면 뜨거우니 만지지 말아야 한다'는 자동적 사고를 갖게 된다. 이런 자동적 사고는 위험으로부터 보호하는 훌륭한 방어기제 역할을 한다.

하지만 자동적 사고 중에는 부정적 감정을 촉발하는 병리적인 형태가 더 많다. 이 병리적인 사고에 매몰되어 있으면 부정적 감정의 에너지는 점점 더 커진다. 병리적 자동적 사고의 실체를 파악해야 감정을 가라앉힐 수 있는데, 그러려면 질문을 해야 한다.

"왜 내가 통증이 있다고 암이 재발했다고 생각하는 거지?"

이렇게 스스로에게 질문을 던지고 자신을 성찰하는 시간이 필요하다. 스스로를 돌아보고 성찰하는 것은 '천'에 해당한다. 병리적인 자동적 사고를 깨려면 질문을 통해 자신을 성찰하는 천의 시간을 반드시 가져야 한다.

천의 시간을 갖고 나면 다른 가능성이 보인다.

"통증이 있다고 다 암은 아니잖아?"

"한 달 전 검진 때는 다 괜찮다고 했어. 한 달도 채 안 돼 암이 재발할 확률은 낮으니 마냥 두려워할 필요가 없어."

자동적 사고에 비하면 이성적이고 합리적인 반응이다. 이는 '인'의 영역이다. 감정과는 성질이 반대인 이성이 인에 속한다면 잘 이해하지 못하는 분들도 있을 것이다. 하지만 인은 감정형과 사고형 두 가지가 있다. 천과 지 사이에서 중간다리 역할을 하는 인은 종종 이성적으로 사고하고 판단해 가장 좋은 방향으로 갈 수 있게 해주는 역할을 한다.

인을 동원해 합리적인 반응을 이끌어냈다면 마지막으로 결론을 도출할 차례이다. 예를 들어 '그래, 괜히 지레짐작으로 두려워할 필요는 없어. 검사를 해보면 확실하게 알 수 있겠지'와 같이 구체적인 행동지침이나 생각의 방향을 결정하는 것이다. 이처럼 분명한 결론을 도출해내는 것은 '지'의 영역이다.

어떤 상황에서 감정을 느꼈을 때 이 감정을 컨트롤하는 과정을 살펴보면 천인지가 조화롭게 작용하는 것을 알 수 있다. 시작도 끝도 지이지만 그 과정에서 인과 천이 적절하게 생각과 자아성찰의 과정에 관여한다. 만약 인과 천이 제대로 작동하지 않으면 이성적인 결론에 다다를 수 없고, 감정은 더욱 더 통제 불가능한 상태가 될 것이다.

부정적인 감정을 가라앉히는 천인지적 흐름

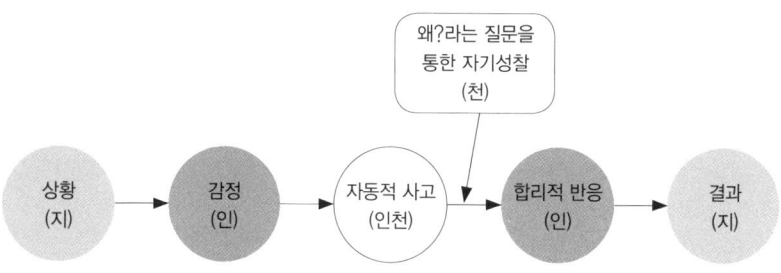

천인지 감정일지 쓰는 방법

감정을 컨트롤할 때 천인지가 어떻게 작동하는지를 이해했다면 이제 본격적으로 천인지 감정일지를 쓰는 방법을 알아보자. 상황, 감정, 자동적 사고, 합리적 반응, 결과 순으로 기록하면 된다. 상황을 제외한 단계에서는 1~100의 숫자 중 스스로 생각하는 강도나 정도를 가늠해야 한다. 숫자로 표현하면 무형의 보이지 않는 것들이 유형화되기 때문에 감정이나 자동적 사고를 좀 더 쉽게 컨트롤 할 수 있다.

① 상황

부정적인 감정을 유발한 실제 사건, 상상, 기억 등을 기록한다. 감정이나 판단을 섞지 말고, 있는 그대로의 사건, 상상, 기억을 사실(fact) 위주로 객관적으로 기록한다.

② 감정

부정적인 감정을 구체적으로 기록하고 감정의 강도를 1~100 사이의 숫자로 점수를 매긴다. 감정을 글로 표현한다는 것은 그 자체가 알아차림이다. 감정은 알아차려주는 것만으로도 가라앉기 때문에 글로 감정을 쓰면 많이 완화된다.

③ 자동적 사고

자동적 사고는 과거의 경험이 만들어낸 패턴화된 사고방식이다. 자라 보고 놀란 가슴 솥뚜껑 보고 놀라는 식이다. 감정일지에서는 감정 다음에 자동적 사고를 기록하지만 실제로는 자동적 사고가 감정을 부른다. 자동적 사고를 기록하면서 이 사고를 확신하는 정도를 1~100까지의 숫자로 점수를 매긴다.

④ 합리적 반응

합리적 반응을 쓰려면 먼저 자신을 성찰하는 천의 시간을 가져야 한다. '왜 내가 이런 자동적 사고를 하게 되었는가?' 스스로에게 질문하고 답을 하다 보면 자동적 사고의 오류가 보이고, 이성적인 판단과 함께 합리적 반응을 적어볼 수 있다. 합리적 반응도 얼마나 확신하는지 1~100까지의 숫자로 유형화해본다.

⑤ 결과

자동적 사고와 합리적 반응을 비교하면 자연스럽게 결과가 도출될 것이다. 결과적으로 나온 생각도 역시 1~100까지의 숫자로 유형화해본다.

천인지 감정일지 쓰기 예

상황 (지)	감정 (인)	자동적 사고 (인천)	합리적 반응 (인)	결과 (지)
암이 생겼던 부위에 통증이 생겼다.	두려움(70)	통증이 생겼다는 것은 암이 재발했다는 것이다.(80)	통증이 있다고 다 암은 아니다.(70)	검사를 받아보자. 검사도 안 받고 지레 재발했다고 무서워할 필요는 없다.
식탐을 이기지 못해 치킨을 너무 많이 먹었다.	짜증(90) 허탈함(70)	또 과식을 했네. 살이 많이 찌겠네. 난 도대체 왜 이럴까? 어쩌면 좋지(60)	기름진 치킨을 너무 많이 먹은 건 분명 잘못했어. 하지만 한번 과식한 것만으로 살이 엄청 찌지는 않을 거야.(60)	이번을 계기로 식탐을 컨트롤할 수 있는 방법을 알아보자.
암 진단을 받았다.	공포감(90)	암에 걸렸으니 난 결국 투병하다 죽고 말거야(70)	내가 진단받은 암은 2기인데, 요즘엔 2기 암의 생존율이 70%가 넘는다. 그러니 죽음부터 생각하는 것은 옳지 않다.(80)	열심히 치료받고, 암을 제대로 이해하고 건강한 생활습관을 갖자.

합리적 반응을 도출하기 위한 자아성찰법

자동적 사고의 오류를 깨닫고 합리적 반응을 이끌려면 자기를 성찰하는 천의 시간이 필요하다. 자기를 성찰한다는 것은 본질을 찾아가는 과정이다. 예를 들어 암이 재발할까 두려워하는 감정의 이면에는 '암이 재발하지 않았으면 좋겠다'는 강력한 염원이 깔려 있다. 따라서 있는 그대로의 감정을 알아차려주는 것도 좋지만 그 이면으로 들어가 '왜 그렇게 두려운가?' 질문하면서 자신의 내면과 소통하면 비로소 내가 진정으로 원하는 것이 나온다.

내가 원하는 것이 무엇인지를 인지하면 어떻게, 무엇을 해야 할지 생각하기가 쉽다. '건강하게 살고 싶다'는 나의 욕구 때문에 두려움이란 감정을 느꼈다면 건강하게 살 수 있는 구체적인 방법을 고민하고 실천하면 된다. 만약 이러한 과정 없이 감정 속에 매몰되어 있다면 점점 더 깊은 감정의 늪으로 빠져들 수밖에 없다.

자동적 사고의 늪에서 빠져나오기 위한 질문

한번 형성된 자동적 사고는 사실 어지간한 노력으로는 없애기 힘들다. 과거의 경험이 내 의지만으로는 컨트롤하기 어려운 무의식에 저장되어 있다 비슷한 상황에서 패턴화된 사고방식으로 튀어나오기 때문이다. 의식적으로 자동적 사고를 부인하려 해도 무의식은 자기도 모르는 사이에 자동적 사고를 지지하고 당위성을 부여한다.

이렇게 견고한 자동적 사고의 고리를 끊으려면 스스로에게 다음과 같은 질문을 해야 한다.

1. 증거는 무엇인가? 자동적 사고를 뒷받침할 증거와 반하는 증거는 무엇인가?
2. 또 다른 설명이 존재하는가?(다른 관점에서도 볼 수 있나?)
3. 일어날 수 있는 가장 최악의 일과 최선의 일, 가장 현실적인 결과는 무엇인가?
4. 자동적 사고를 믿을 때, 혹은 생각을 바꿔 믿지 않을 때 기분이 어떠한가?

5. 내가 그것에 대해 무엇을 해야 하는가?
6. 만일 (친구나 타인)OOO가 나와 비슷한 상황에 처해 있다면 무슨 말을 해주고 싶은가?

이 질문에 답을 하다 보면 자연스럽게 자동적 사고의 오류를 발견하고, 스스로 어떻게 하는 것이 바람직한지 대안을 찾을 수 있다.

환자 중 유독 부정적으로 생각하는 분이 있었다. 유방암 환자였는데, 1기여서 암을 절제하고 방사선치료만 20회 정도 받았다. 다시는 암이라는 불청객을 만나지 않기 위해 열심히 면역치료를 받으면서도 정기점진을 앞둔 1~2주가량은 극도로 불안해했다. 꼭 암이 재발했을 것 같은 느낌이 들어서이다.

주기적으로 받던 건강검진에서 예상치 못했던 유방암 진단을 받았으니 검사를 할 때마다 그때의 기억이 떠올라 불안한 것은 어찌 보면 당연한 일이다. 하지만 정도가 너무 지나쳤다. '검진=암'이라는 병리적인 자동적 사고가 무의식 속에 너무 깊숙이 뿌리를 내린 듯했다.

"암이 재발할 것이라는 증거가 있나요?"

"구체적인 증거는 없지만 암이 많이 재발하는 것은 사실이잖아요."

"네, 그렇지만 재발하지 않고 건강하게 사는 분들이 더 많지 않나요?"

"네, 그렇긴 하죠."

"정기검진을 암 재발을 선고받는 것이 아닌 다른 관점에서 생각해볼 수 있을까요?"

"음……, 사실 정기검진은 건강하기 위해 받는 것은 맞죠."

"검진을 받아 생길 수 있는 가장 최악의 일과 최선의 일은 무엇이죠? 또,

가장 현실적인 결과는 무엇일까요?"

"최악은 암이 재발한 것이고, 최선은 아무 이상 없는 것이고, 가장 현실적인 결과는 아무 이상이 없다면 더할 나위 없이 좋겠지만 만에 하나 재발했다면 빨리 치료를 하는 거죠."

"암이 재발할 거라고 믿는 것과 괜찮을 거라 생각했을 때 기분은 어떨까요?"

"당연히 재발할 거라 생각하면 무섭고 두렵겠죠. 괜찮다면 다행이고요."

"만일 암에 걸렸던 친구가 똑같이 검사받을 때 재발했을까 걱정하면 어떤 말을 해주고 싶으세요?"

"괜찮을 거다. 혹시 암세포가 발견되었어도 빨리 발견했으니 치료도 쉬울 거다. 그러니 미리부터 걱정하지 말라고 이야기해주고 싶어요."

대화를 통해 환자가 자신이 믿고 있던 자동적 사고의 허점을 파악하고 스스로 좋은 방향으로 생각을 전환하는 과정을 볼 수 있다.

앞의 예에서는 걱정하는 환자의 마음을 안정시키기 위해 내가 질문하고, 환자가 답하는 형태로 이야기가 진행되었지만 이 질문은 스스로 하고 스스로 답을 하는 것이 기본이다. 부정적인 감정과 에너지를 불러오는 자동적 사고 때문에 힘들다면 자신에게 자동적 사고를 깨기 위한 6가지 질문을 하고 찬찬히 답을 해보자.

자동적 사고의 뿌리가 깊으면 질문을 통해 자동적 사고의 오류를 확인해도, 다음번에 비슷한 상황이 닥치면 또다시 자동적 사고가 생길 수 있다. 괜찮다. 자동적 사고는 생각보다 끈질겨서 한 번의 질문과 답만으로는 뿌리를 뽑기 힘들다. 없어졌다고 생각한 자동적 사고가 다시 올라오면 또 다시 질문과 답을 하면서 오류를 스스로 확인하면 된다. 그런 과정을 여러 번 반복하다 보면 병리적인 자동적 사고를 천의 영역인 무의식의 세계에서 때가 되면 완전히 없애버릴 수 있다.

03

건강한 일상을 위한 천인지 루틴

몸과 마음이 아프면 일상이 깨지기 쉽다. 아침에 일어나 규칙적으로 식사하고, 적당히 몸을 움직이고 밤에 잠을 자는 간단한 일상조차 몸과 마음이 아플 때는 버거울 수 있다. 하지만 건강을 회복하기 위해서는 힘들더라도 일상을 살아내야 한다.

우리의 일상은 천인지 그 자체이다. 일상이 깨졌다는 것은 천인지의 조화가 깨졌다는 의미이기도 하다. 산책을 하는 간단한 일상을 예로 들어보자. 산책을 한다는 자체는 지이지만 몸을 움직이기 전에 산책을 해야겠다는 생각은 천이다. 생각은 했어도 산책이 귀찮아서 하고 싶지 않은 마음이 들 수도 있다. 마음도 인이지만 갈팡지팡하는 두 마음을 조율하는 것도 인의 속성이다.

이처럼 아주 작은 일상조차 천인지가 작동한다. 다만 천인지가 건강하게 작동할 수도 있지만 병리적인 천인지가 작동할 수도 있다. 건강하게 작동하는 천인지는 좋은 습관으로, 병리적인 천인지는 나쁜 습관으로 이어진다. 몸과 마음이 건강하려면 건강한 천인지가 작동해야 한다. 건강한 천인지가 습관으로 자리 잡으면 면역력이 좋아져 암을 치유하고 재발을 방지하는 데도 도움이 된다.

하루 24시간, 천인지에 맞게 쓰는 것이 기본이다

하루 24시간도 천인지로 구분할 수 있다. 밤에 수면을 취하는 시간이 천, 아침에 일어나서 활동하는 시간이 지, 해가 지기 시작하면서 자기 전까지의 시간이 인에 해당한다. 천인지는 어느 하나에 치우치지 않고 균등하게 조화를 이룰 때 우리 몸과 마음이 가장 건강하다. 그래서 천인지 각각의 시간의 비중도 같아야 한다. 하루 24시간을 3으로 나누어 8시간은 잠을 자는 천의 시간으로, 8시간은 일이나 공부 등 해야 할 일에 집중해서 결과를 만드는 지의 시간으로, 나머지 8시간은 즐겁게 놀고먹으면서 사람들과 교류를 하는 인의 시간으로 보내는 것이 좋다.

시공간의 논리로 보았을 때 천의 시간은 대략 오후 9시부터 오전 5시, 지는 오전 5시부터 오후 1시, 인은 오후 1시부터 오후 9시까지인데, 현대적인 기준에는 맞지 않다. 자연의 순리에 따르면서 최대한 자신의 생활패턴에 맞춰 천인지 시간을 조정해도 괜찮다. 예를 들어 오후 12시에 잠자리에 드는 경우라면 오후 12시부터 오전 8시를 천, 오전 8시부터 오후 4시까지를 지, 오후 4시부터 오후 12시까지를 인의 시간으로 잡으면 된다.

중요한 것은 천의 시간에는 천의 활동을, 인의 시간에는 인에 부합하는 활동을, 지의 시간에는 지에 충실한 활동을 해야 한다는 것이다. 즉 천의 시간에는 숙면을 취하는 데 집중하고, 인의 시간에는 충분히 쉬고, 잘 먹고, 사람들과 좋은 시간을 보내는데 집중해야 한다. 그리고 지의 시간에는 일과 업무 등 생산적인 결과를 내는 일들에 집중할 때 비로소 천인지가 조화를 이루어 몸과 마음이 건강할 수 있다.

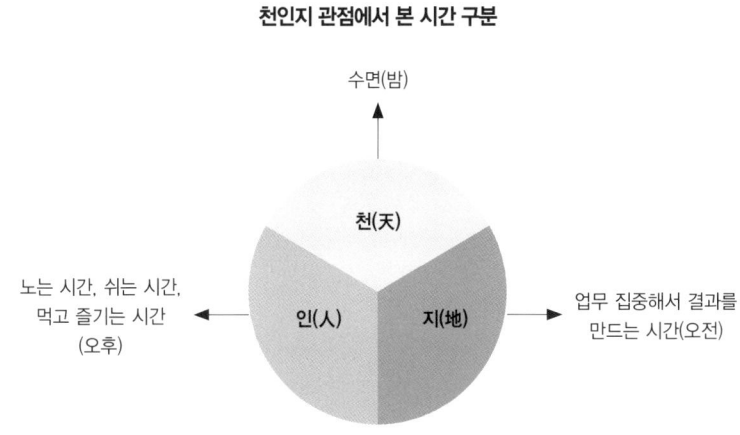

햇빛을 보며 활동하고, 달빛과 함께 잠들어라

그 옛날 문명이 지금처럼 발달하기 전에는 일부 야행성 동물을 제외하면 대부분의 생명체는 해가 뜨면 일어나 활동하고, 해가 지고 달이 뜨면 잠을 잤다. 이 자연의 루틴이 깨진지 이미 오래다. 산업이 발달하면서 밤에도 일을 해야 해서 낮과 밤이 바뀐 사람도 많고, 일 때문이 아니라도 이런저런 이유로 밤에 잠을 잘 못 자 해가 중천에 뜨도록 이불 속에서 꿈나라를 헤매는 분들이 많다.

낮과 밤이 바뀌었다고 당장 우리 몸에 치명적인 질병이 생기는 것은 아니다. 하지만 지속된다면 탈모, 스트레스, 자율신경실조 등 병이 올 수 있다. 그리고 우리 몸은 자연의 순리를 따를 때 가장 편안하고 건강하다. 장기간 낮밤이 바뀐 생활을 지속하면 우리 몸의 균형이 깨지고, 불균형이 누적되면 몸과 마음이 병들기 쉽다.

불가피하게 밤에 일을 해야 하는 경우가 아니라면 해가 뜨면 일어나 활동하고, 달이 뜨면 잠을 자는 것을 일상화해야 한다. 특히 몸과 마음이 아파 치유해야 할 상황이라면 이 루틴을 꼭 지키는 것이 좋다.

햇빛 에너지가 곧 생명 에너지

나는 환자들에게 아침에 해가 뜨면 꼭 햇빛에 자신을 노출시키라고 말한다. 몸이 아무리 피곤하고 힘들어도 햇빛이 보약이니 억지로라도 일어나 햇빛을 쬐라는 처방을 내린다. 영 몸이 무거워 일어나기 힘들면 커튼이라도 활짝 열고 햇빛이 실내로 들어오도록 해야 한다고 말한다.

햇빛은 우리 몸과 마음에 활력을 주는 생명 에너지이다. 햇빛을 받으면 밤새 잠들어있던 온몸의 세포가 깨어날 준비를 한다. 마음도 마찬가지이다. 기분이 우울했다가도 밝은 햇빛을 받으면 기분이 한결 좋아지는 것도 다 햇빛에 생명 에너지가 있기 때문이다.

우리 몸이 생명을 유지하고 활동을 하기 위해서는 에너지가 필요하다. 우리 몸에 필요한 에너지는 음식을 통해 얻어야지, 햇빛이 아무리 생명 에너지라도 햇빛만으로는 살 수 없다고 생각할 수 있다.

하지만 우리가 먹는 식물을 예로 들어보자. 식물은 땅에서 흡수한 물과 공기 중의 이산화탄소를 결합시켜 포도당과 산소를 만든다. 이를 광합성 작용이라 하는데, 광합성 작용을 할 때 꼭 필요한 것이 햇빛, 즉 태양 에너지이다.

태양 에너지를 먹고 자란 식물을 동물도 먹고, 사람도 먹는다. 결국 식물을 먹든, 동물을 먹든 우리가 섭취하는 음식은 태양 에너지로 만들어진 것이니 우리에게 필요한 에너지의 본질은 태양 에너지라 해도 과언이 아니다.

햇빛을 뿜는 태양은 양기에 해당한다. 양기는 햇빛의 따뜻한 기운, 만물이 살아 움직이는 활발한 기운을 뜻한다. 양의 기운이 활발할 때는 먹고 움직여야 한다. 먹는 것도 해가 떠있을 때 하는 것이 자연의 순리에 맞다. 우리 몸은 햇빛을 받아야 소화기관에서 여러 가지 소화효소가 잘 나오기 때문이다.

낮에는 바빠 제대로 식사를 못하고 해가 진 저녁 늦게 혹은 밤에 과식하면 속이 더부룩하고 몸이 무거운 경험을 한 적이 있을 것이다. 밤은 우리 몸이 편안하게 휴식을 취해야 하는 시간이다. 장기도 활동을 최소화하고 쉬어야 하는데, 음식물이 들어오니 소화시키기 위해 무리를 할 수밖에 없고, 그러다 보니 음식이 긍정적인 에너지가 아닌 몸을 혹사시키는 부정적인 에너지로 작동한다. 내 몸에 유익한 음식이 때가 맞지 않을 때는 내 몸의 수면과 회복을 방해하기도 한다.

운동도 해가 떠 있을 때 하는 것이 좋다. 운동 중에서도 요가나 필라테스 등 근육을 이완시키는 운동은 음에 해당되어 저녁에 해도 좋지만 걷기나 달리기 자전거 타기, 수영 등의 운동은 대부분 양에 해당하는 운동이니 햇빛이 있을 때 하면 효과가 배가된다.

무엇보다 햇빛을 충분히 받으면 비타민D가 우리 몸에서 합성된다. 비타민D는 면역시스템을 강화하고 뼈를 튼튼하게 하는 데 없어서는 안 될 영양소이다. 현대인들은 대부분 실내생활을 해서 비타민D가 부족한데, 암 환자들은 더 말할 것도 없다. 요즘에는 비타민D 영양제를 많이 복용하는데, 햇빛을 통해 자연적으로 비타민D를 합성하는 것이 가장 좋다.

햇빛 에너지와 달빛 에너지의 조화가 중요하다

세상은 양과 음이 조화를 이룰 때 가장 편안하다. 햇빛이 생명 에너지라고 하면 음에 해당하는 달빛 에너지는 덜 중요하다고 생각할 수도 있지만 그렇지 않다. 달빛 에너지 역시 햇빛 에너지만큼이나 중요하다.

햇빛 에너지가 근본적인 생명 에너지라고 한다면 달빛 에너지는 낮에 활발하게 활동하면서 지친 몸을 회복시키는 역할을 한다. 달빛 에너지는 잠을 자는 동안 우리 몸에 축적되는데, 자는 동안 우리 몸의 면역력이 강화된다는 것은 이미 서양의학에서도 입증된 사실이다.

좀 더 큰 관점에서 보면 햇빛 에너지와 달빛 에너지는 하나의 에너지라 할 수 있다. 달빛은 햇빛을 반사해 생긴 빛이기 때문이다. 하나의 빛 에너지가 낮에는 햇빛 에너지로, 밤에는 달빛 에너지로 분화되는 것이어서 이 두 에너지가 조화를 이루어야 모든 것이 편안하다.

햇빛 에너지와 달빛 에너지가 이상적인 조화를 이루려면 태양이 중심인 양의 시간과 달이 중심인 음의 시간이 잘 지켜져야 한다. 활발하게 활동하는 시간과 편안하게 쉬면서 회복하는 시간이 충분히 확보되어야 하는데, 현대인들의 일상은 이를 지키기 어려운 경우가 많다.

햇빛 에너지와 달빛 에너지의 조화가 깨지면 우리 몸의 면역체계와 자율신경이 제일 먼저 타격을 받는다. 면역력은 달빛 에너지가 충만한 밤에 잠을 자는 동안 강화된다. 숙면을 취할수록, 수면시간이 충분할수록 면역력이 좋아진다. 성인들의 경우 대한수면학회에서 권장하는 적정 수면시간은 7~8시간이다.

자율신경은 말 그대로 우리의 의지와는 상관없이 일하는 신경이다. 우리 몸은 기온 변화, 소음, 스트레스에도 일정한 상태를 유지하려고 한다. 예를 들어 기온이 올라가면 체온을 내려 정상체온을 유지하려 하고, 스트레스를 받으면 혈압이 올라가는데, 혈압이 너무 높게 올라가면 위험하니 혈압을 내려 정상혈압으로 만들려고 한다. 이러한 과정의 중심에 있는 것이 자율신경이다. 외부의 많은 자극에도 우리 몸이 일정한 상태를 유지할 수 있는 것은 다 자율신경 덕분이다.

자율신경에도 양과 음이 있다. 자율신경은 교감신경과 부교감신경이 있는데, 교감신경이 '양', 부교감신경이 '음'이다. 교감신경과 부교감신경은 시소처럼 어느 한쪽이 활성화되면 다른 쪽이 비활성화된다. 이 두 신경이 서로 견제하며 조화를 이룰 때 우리 몸이 건강한데, 낮과 밤이 바뀌거나 불규칙한 생활을 하면 자율신경이 제 기능을 하지 못한다. 이를 '자율신경실조증'이라 하는데, 자율신경은 신체의 모든 기관에 관여하므로 자율신경이 제 역할을 못하면 두통, 불면, 어지러움, 통증, 변비 혹은 설사, 땀, 수족냉증, 수족한증, 탈모 등 셀 수 없이 많은 증상이 나타날 수 있다.

무너진 면역력이나 자율신경을 회복하는 첫걸음은 '해가 뜨면 일어나 활동하고, 해가 지고 달이 뜨면 휴식을 취하는 것' 이다. 그래야 햇빛 에너지와 달빛 에너지가 조화를 이루면서 면역력도 강화하고, 자율신경도 정상화할 수 있다.

내 몸에 좋았던 좋은 습관만 유지해도 병이 낫는다

현대인들을 괴롭히는 질병들 중 잘못된 생활습관이 원인인 질병들이 많다. 고혈압, 당뇨병, 비만, 고지혈증 등의 대사증후군, 척추를 비롯한 관절 질환이 대표적이다. 암도 마찬가지이다. 유전적인 요인도 있겠지만 대부분은 잘못된 생활습관으로 몸의 불균형이 오랫동안 누적되면서 암으로 진행한 경우가 많다.

병을 이기려면 병을 부른 습관이 무엇인지부터 알아야 한다. 그런데 환자들과 상담하다 보면 대부분의 환자들이 왜 병에 걸렸는지 모른다는 것을 확인하곤 한다. 물론 아는 분들도 있지만 대부분은 오랫동안 되풀이해온 잘못된 습관 때문에 병이 났다는 것을 쉽게 인정하지 못한다. 병을 극복하려면 지금까지 내가 살아온 방식을 찬찬히 돌아보면서 무엇이 문제였는지 알아보는 것부터 시작해야 한다.

췌장암 진단을 받고 수술할 날을 기다리던 환자가 있었다. 암의 크기는 2cm가량으로 작지 않았다. 췌장암은 초기에는 증상이 없어 발견되었을 때는 이미 말기인 경우가 많다. 다행히 환자는 정기적인 건강검진을 하던 중 췌장에 종양이 있는 것을 발견했고, 전이는 없었다. 그래도 췌장암은 진행이 빠른 편이라 서둘러 수술 날짜를 잡았는데도 대형종합병원의 특성상 한 달 이상을 기다려야 했다.

수술을 앞두고 환자는 예전에 당뇨병을 관리할 때 시도했던 식사요법을 다시 시작했다. 당시 병원에서는 당뇨약을 복용할 것을 권했지만 평생 약을 먹는 게 싫어 식사를 엄격히 관리해보기로 마음먹은 것이다. 탄수화물 섭취를 최소화하고, 동물성 단백질 위주로 먹고, 채소의 양을 대폭 늘렸다. 한 달 정도 지난 뒤 혈당을 다시 재니 놀랍게도 정상 혈당 범주였다. 하지만 혈당이 내려가자 안심이 되어서인지 이후 식사요법은 흐지부지되었다.

당시 환자는 식사요법이 얼마나 건강에 도움이 되었는지를 확실하게 경험했다. 그래서 췌장암 수술을 잘 받으려면 몸이 조금이라도 더 건강하면 좋을 것 같아 그때의 성공적인 식사요법을 다시 시작한 것이다.

결과는 놀라웠다. 수술 날짜에 병원에 가서 검사를 했는데, 암이 흔적도 없이 사라졌다. 병원에서도 깜짝 놀랐다. 물론 진단이 잘못 되었을 수도 있다. 암이 아닌 낭종이었을 수도 있지만 설령 낭종이었다고 해도 췌장의 낭종은 저절로 없어지기 어렵다. 암이든, 낭종이든 식사요법이 몸에 좋은 변화를 일으켰다는 것은 분명하다.

췌장암 환자와는 달리 암 진단을 받고도 여전히 암의 원인이 되었을 지도 모를 잘못된 생활습관을 버리지 못하는 환자들이 많다. 잠도 못 자고 너무 무리하게 일만 해서 병이 났는데도 일을 줄이지 못하는 환자, 술과 담배 때문에 간과 폐가 안 좋아졌는데도 술, 담배를 끊지 못하는 환자, 과식과 폭식으로 건강을 잃었는데도 여전히 잘못된 식습관을 버리지 못하는 환자 등 케이스도 다양하다.

오래된 습관을 버리기란 쉽지 않다. 하지만 그 습관이 병을 만들었다는 것을 알면서도 습관을 버리지 못하는 것은 '병을 이겨내겠다' 는 결정을 내리지 못했기 때문이다. 결정은 못하고 질병이 주는 무게에 짓눌려 불안해하기만 하는 것인데, 그래서는 병을 극복하기 어렵다.

병을 이기려면 지금까지 내가 살아온 방식이 지금의 결과를 만들었다는 것을 온전하게 인정해야 한다. 그러면 앞으로는 어떤 방식으로 살아야 할지가 보인다. 잘못된 방식으로 살았던 과거의 나와 완전히 이별하고, 새로운 건강한 패턴으로 살면 몸은 자연스럽게 건강해진다.

04

건강한 천인지 루틴도 한걸음부터

병을 만든 나쁜 습관을 버리고, 건강에 도움이 되는 좋은 습관을 갖는 것이 중요하지만 사실 오래된 습관을 바꾸기란 쉬운 일이 아니다. 병을 이겨내고 건강하게 살겠다고 결심해도 하루, 이틀 시간이 지나면 결심도 희미해지고, '설마 병'이 도지면서 어느새 예전의 나쁜 습관으로 돌아가기 십상이다.

어떻게 해야 고질적인 나쁜 습관을 없앨 수 있을까? 내가 환자들에게 권하는 방법은 쉽게 실천할 수 있는 작은 목표를 만드는 것이다. 처음부터 거창한 목표를 세우면 아무래도 중도 포기하기 쉽다. 아주 작은 목표를 세우고 하나씩 달성하는 것이 좋다. 지금 당장 잘못된 습관의 고리를 잘라내지 못한다고 의기소침해할 필요도 없다. 큰 욕심 부리지 말고 천천히 한걸음씩 가다 보면 어느새 습관이 바뀌고, 몸도 좋아질 것이다.

눈에 보이는 작은 목표가 만든 기적

열입곱 살 어린 소년에게 어느 날 전신마비라는 시련이 닥쳤다. 깜짝 놀란 소년의 엄마는 용하다는 의사를 수소문해 소년을 진찰하게 했는데, 의사들은 한결같이 "죄송하지만 아드님은 가망이 없습니다"라고 말했다. 소년의 엄마는 가슴이 무너져 내렸고, 소년은 몸은 못 움직이지만 정신은 또렷해 엄마의 슬픔을 고스란히 지켜보았다.

의사의 진단과는 달리 소년은 어느 정도 시간이 지나도 죽지 않았고, 엄마는 또 다시 의사를 불렀다. 의사는 아직 살아 있는 소년을 보고 깜짝 놀랐지만 또 한 번 가슴 아픈 진단을 내렸다.

"아이가 살 수는 있어도 걷지는 못할 것입니다."

하지만 두 번이나 잔인한 진단을 받았던 그 소년은 몇 년 후 보란 듯이 일어나 걸었고, 여든 살까지 건강하게 살다가 세상을 떠났다. 이 기적의 주인공이 바로 최면요법과 NLP(Neuro-Linguistic Programming) 기법의 토대를 만든 유명한 정신과 의사 '밀턴 에릭슨(Milton Erickson)'이다.

그는 어떻게 건강을 되찾고 천수를 누릴 수 있었을까? 비밀은 거창하지 않았다. 그가 사는 집에서는 저녁마다 멋진 노을을 볼 수 있었다. 몸은 움직일 수 없어도 소년은 매일 아름다운 노을을 보면서 "내일도 살아서 저 예쁘고 아름다운 노을을 꼭 보고 말거야"라고 다짐했다.

'내일도 살아서 노을을 보겠다'는 소년의 작은 희망은 결국 소년을 걷게 하고, 여든 살까지 장수할 수 있게 하는 기적을 만들었다. 멀리 내다보고 어떤 결의를 다지기보다 당장 오늘 하루를 잘 견뎌 노을을 보겠다는 의지가 전신마비로 힘들었던 시간들을 버티게 해줄 수 있었던 것이다.

작은 목표라고 결과까지 작지는 않다. 쉽게 실천할 수 있는 작은 목표들을 꾸준히 이루다 보면 밀턴 에릭슨처럼 삶이 완전히 달라질 수 있다.

한계를 넘는 것도 한 걸음씩

사람마다 넘기 힘든 허들이 다르다. 독한 사람만 끊을 수 있다는 담배는 단숨에 끊으면서도 탄수화물 덩어리인 빵은 줄이지 못하는 사람이 있는가 하면 술은 끊어도 담배는 끊지 못하는 사람이 있다. 체중조절을 위해 식사량을 줄여야 하는데, 번번이 실패하는 사람이 있는가 하면 반대로 식사량을 늘려야 하는데, 늘리지 못해 고생하는 사람도 있다.

암과 싸우기 위해서 식사량을 꼭 늘려야 하는 육종암 환자가 있었다. 원래도 표준체중에 미치지 못하는 아주 마른 분이었는데, 항암치료를 하면서 살이 더 빠져 거의 뼈만 남아있는 상태였다.

육종암 환자는 건강을 회복하기 위해 더 먹어야 하는 상황이었다. 잘 먹기만 해도 우리 몸의 면역기능에 관여하는 림프구가 많이 는다. 그런데 환자는 면역치료를 꾸준히 받는데도 림프구 수가 잘 늘지 않았다. 너무 식사량이 적은 것이 이유였다.

환자는 아주 어렸을 때부터 하루 한 끼, 많아야 두 끼를 먹었다. 소식이 습관이 되다 보니 몸도 소식에 맞춰져 평소보다 조금만 많이 먹어도 금방 위가 탈이 나고 불편했다. 환자에겐 식사량을 늘리는 것이 흡연자들이 담배를 끊는 것만큼이나 어려운 허들이었다.

한 동안 환자에게 했던 이야기가 "한 숟가락만 더 먹자"였다. 살만 조금 더 쪄도 몸이 한결 좋아질 것이라며 한 숟가락만이라도 더 먹을 것을 간절하게 권했다.

암과 싸울 때는 잘 먹어야 한다. 잘 먹는 것이 얼마나 중요한지를 보여주는 사례가 있다. 췌장암 환자의 이야기다. 그는 이미 간에 암이 다 전이돼 이미 황달이 온 환자였다. 당연히 상태가 육종암 환자와는 비교도 할 수 없을 정도로 좋지 않았다.

처음 환자가 내원했을 때 림프구 숫자는 겨우 600개에 불과했다. 그런데 치료를 받고 한 달 만에 림프구 수가 1,600개로 대폭 늘었다. 건강한 성인을 기준으로 했을 때 림프구의 권장 건강 수치가 1,500~2,000개 사이인 것을 감안하면 상당히 놀라운 결과이다.

단시간에 4기 암 환자의 림프구 수가 확 늘었던 이유는 뭘까? 환자는 식사를 열심히 잘하셨다. 가리는 것 없이 맛있게 잘 드셨는데, 그 결과 한 달 만에 림프구가 1,600개로 늘었음은 물론 혈액 염증 수치도 많이 좋아졌다. 물론 워낙 전이가 많이 진행돼 끝내 운명을 달리 하셨지만 병원에서 선고한 시한을 훨씬 넘긴 시간을 가족들과 함께 보내다 가셨다.

빼빼 마른 육종암 환자는 한 숟가락만 더 먹자는 매일의 목표를 실천하는 중이다. 워낙 양이 적어 한 숟가락만 더 먹어도 속이 불편한 경우도 있는데, 그럴 때는 소화제를 먹으면서 더 먹으려고 노력한다. 덕분에 요즘은 살이 아주 조금 더 오르고, 몸도 조금 더 좋아지고 있다.

고작해야 일반인 식사 양 기준으로 하루 한 끼 반 정도를 거의 평생을 먹어온 환자에게, 하루 두 끼 용량으로 꼭 먹어야 한다고 말하면 환자 입장에서는 엄두가 나지 않을 수 있다. 매일 한 숟가락씩 늘려간다는 생각으로 먹어야 식사량의 한계를 넘기 쉽다.

처음부터 자신의 한계를 뛰어넘겠다고 무리하지 않아도 된다. '한 숟가락만 더 먹는다', '하루에 5분씩만 더 걷는다', '야식을 반으로 줄인다'와 같이 아주 작은 목표를 세우고, 하루하루 실천하는 것으로도 충분하다. 그렇게 한 걸음씩 천천히 가다 보면 어느새 자신의 한계를 넘어서는 날이 온다.

에필로그

드디어 2년여에 걸쳐 준비한 책이 세상에 나왔습니다. 이 여정은 나의 사랑하는 아버지로부터 시작되었습니다. 아버지의 난치병으로 인해 그 원인을 찾기 시작했고, 병의 기전과 침 치료의 중요성을 알게 되었습니다. 아버지를 치료하기 위해 새로운 약을 찾고 연구를 거듭하면서, 마침내 운모산을 찾아냈고, 천운모 약침이라는 새로운 제재를 개발하게 되었습니다.

아버지의 기나긴 15년 투병 과정을 함께하며, 저는 명의의 길을 걸을 수 있었습니다. 이 모든 것은 사랑하는 아버지 덕분입니다. 아버지의 고통이 딸에게 귀한 열매가 되었습니다. 그러나 이 책을 마무리하는 시기에 아버지는 세상을 떠나셨습니다. 아버지를 생각하면 언제나 마음이 저리고, 그분에게 받은 사랑에 깊이 감사드립니다. 우리 가족들은 여전히 아버지를 보내는 슬픔 속에 있습니다.

저는 난치 질환 환자, 특히 4기 암과 말기 암 환자들과 그들의 가족들을 보며, 삶과 가족 그리고 사랑의 의미에 대해 깊이 고민하게 되었습니다. 그 과정에서 내린 저의 깨달음은 가족의 소중함과 건강과 사랑의 중요성입니다.

이 책이 사랑하는 가족과 자신의 건강과 생명을 지키는 데 도움이 되길 바랍니다. 이 책을 읽는 모든 분들이 자기 자신을 사랑하고, 생명을 준 부모님을 존경하며, 부부 관계에서 서로를 깊이 이해하고 사랑하며 더욱 건강하고 행복한 삶을 살기를 간절히 바랍니다.

   이 책을 통해 생명 연장에 도움이 되고, 부모님과 가족 그리고 무엇보다 자신과의 화해가 이루어지는 귀한 시간이 되길 바랍니다. 그것에 기여할 수 있다면 저는 더 바랄 것이 없습니다.

   마지막으로, 이 책을 제게 늘 햇살 같았던 사랑하는 아버지, 이제는 하늘의 별이 되신 나의 아버지 박증광 님께 바칩니다.

   감사합니다.